神奇的自然呼吸

身心平衡的37組呼吸練習。

HOW TO BREATHE

BY RICHARD BRENNAN

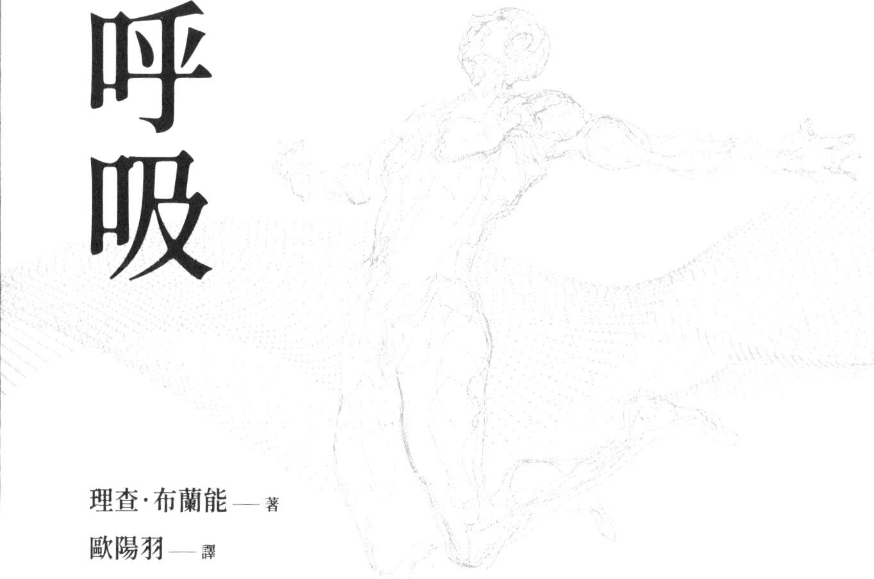

理查·布蘭能——著

歐陽羽——譯

願將此書獻給我過去與現在的
所有門徒、學生和同行們。
多年來，你們的教導使我獲益良多，
感謝你們所有人。

Content

Content

專文推薦

鬆靜自然、法法皆安

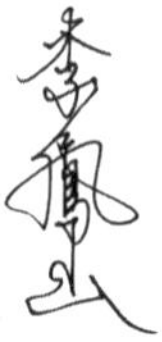

細閱理察・布蘭能先生的《神奇的自然呼吸：37組覺察呼吸練習，改善姿勢、消除痠痛、舒緩壓力，找回身心靈的健康與喜悅》，對於呼吸的「自然、規律、姿勢、動作、習慣」等，無不輕敲慢推、細膩融洽，其間正應了我們平時在調養修練的氣機中語道「鬆靜自然、法法皆安」。

凡任一形態和呼吸的法則，皆不離此。以理察先生之自然呼吸法，又更深層地燃起了，對於當年的理氣之法——「調、養、修、煉」！在此拋磚引玉，以供同修分享！

調氣：隨順往來、勻細深長。

養氣：渾然放下、自然納之。

修氣：按理持心、靜音正形。
煉氣：冥心定息、歸根復命。

同好見之是否異曲同工！法雖簡易，

令身，形神合一，身體健康。
令心，知覺體一，協調平衡。
令靈，生息為一，至虛至明。

盼與同修同參，揚我中華文化，合和世際趨勢，成就禮運大同。
敬謝厚愛。

（本文作者為梅門一氣流行創辦人）

專文推薦

正確呼吸，讓身心問題不藥而癒

邱顯峯

在當今的生活裡，絕大部分的人們整天忙碌，不但身忙，心也忙，在過度操勞之下，加上飲食無節制，起居不調順，姿勢不正又情緒失衡，導致百病叢生。情急之下，便不斷向外尋找治療的藥物和各種鍛鍊的方法，試圖藉由外在來平衡內在違背自然法則所產生的種種問題。殊不知，如此的作為，反而讓你離健康愈來愈遠。

你是你自己的主人嗎？孟子曾說過：「萬物皆備於我矣。」佛教東傳六祖慧能亦曾說過：「……何期自性本自俱足……何期自性能生萬法。」從孟子和六祖慧能的話語中，可以得知我們的本能是本自俱足，而且是能生萬法，具有各種的妙智慧，以解決各種問題。但是人們卻往往不知安頓自己的身心，聽從自己內在的聲音，反而捨近而求諸遠，學習一堆又一堆的有為法。從事這些有為法的鍛鍊，不但違背了自然的本性，也傷害了身心靈的成長。

在各種有為法的鍛鍊裡面，最常被用的便是所謂的呼吸技巧，也就是透過各種呼吸的技巧，來治療身心不調所產生的疾病與問題。筆者從事呼吸法的教學已有數十年，也觀察到與本書作者所觀察到的結果一樣，那就是人們的身心健康問題，有非常大的部分是與錯誤的呼吸有關。而且這些發生問題者卻又很認真地尋找各種有為的呼吸法來理療，愈是用有為的方式來理療，其效果反而愈差，甚至導致更嚴重的問題。

道德經第五十五章說：「知和曰常，知常曰明，益生曰祥，心使氣曰強。物壯則老，謂之不道，不道早已。」第十章說：「專氣致柔，能如嬰兒乎？」這兩章的主要概念，便是在說明，要著重合於自然本性「和」的功夫，如此才能讓心性明白。凡是用有為的方式，反而會導致生命的不調。而且真正的呼吸鍛鍊，應該要像嬰兒一樣地柔和自然。這些都在在說明，回歸自然呼吸法的重要。

作者在本書中，除了告訴我們習以為常的種種謬誤觀念所導致的問題外，也特別教導我們赫赫有名的亞歷山大技巧，藉由這種回歸自然無為的方式，我們的生命才能啟動自我療癒的修復過程。誠如作者在書中所述，或許書中所指出的我們常有的迷思，會讓我們一時間感到錯愕和衝擊，但是，只要依著他的指引，回歸自然的呼吸，並試著練習書中教導的簡易方式，以及改正許多不自覺的錯誤習性，你會發現許多的身心問題都不藥而癒，而且生命會展露前所未有的曙光，因為正確的呼吸法，引領你連上了宇宙無窮盡的生命，也開啟了你本自具有的無量光，無量慧。

（本文作者為喜悅之路靜坐協會前理事長）

專文推薦

呼吸的藝術

呼吸就像一面鏡子，我們如何對待她，她就如實反映出來。

洪啟嵩

呼吸，是一位陪伴我們終生，與我們二十四小時形影不離的好朋友。她和我們的關係是如此親密，但是我們對她卻如此缺乏關心與了解。就像作者在前言中所說：「許多人的想法或許認為：呼吸，不就是這麼回事嗎？把空氣吸進身體裡面，然後吐出去，如此而已。」然而，真的是如此嗎？

我在世界各地講學及主持禪修時，經常問聽眾一個問題：「你記得自己在嬰兒時期是如何呼吸的？從幾歲時開始，呼吸的方式改變了？」一般人對自己嬰兒時期的身心狀態不復記憶，卻能從觀察孩子的成長過程，明顯看到呼吸的變化。許多父母都記得小嬰兒睡著時，腹部規律起伏，呼吸綿密無聲。但是也無法確切指出，孩子是什麼時候改變了呼吸的狀態，轉變如同成人一般以胸腔起伏來呼吸。

孩子從腹式呼吸轉成胸部呼吸，最主要的原因，正是身心的壓力。

我們可以回想一下，當孩子遭到責罵，或是即將參加重要考試、比賽時，任何一種驟然增加身心壓力的事，我們會發覺孩子的兩肩開始緊縮、上聳，肩部、背部的肌肉變僵硬了，呼吸也開始變急促了，漸漸地從腹式呼吸轉變為胸部呼吸。

孩子是如此，一般人也是如此。當我們回想起自己被老闆臭罵一頓，或是被父母師長斥責時的情境，肩膀就開始不自覺地往上聳，背變得僵直了，呼吸變得短淺、粗重了。這就像一隻貓遇到了危急時，自然聳背亮爪一樣，是一種本能反應。如果長期處於壓力的狀態下，養成不良的呼吸習慣，各種身心疾病就接踵而至了。

呼吸是生命力的徵象，當我們呼吸不暢時，我們的生命活力自然減退了。長期的呼吸不順，可能會形成心理或生理的障礙，甚至會產生疾病。

良好順暢的呼吸，則使我們更有活力、更健康、更快樂。如果能夠善得深細的呼吸，更能讓我們得到養生奧訣，使我們的人生受益無窮。呼吸連結著我們的心靈與身體，透過良好而健康的呼吸，不只能使我們的心靈與情緒更加地舒暢、開懷而安靜，同時更能讓我們身體的細胞、氣血、器官、筋骨、肌肉獲得更大的健康能量。

呼吸法門妙用無窮，在緊要關頭，甚至是救命的法寶。數十年前，我曾指導一位藝術家數息法。當時，她到蘭嶼附近學習潛水，那是她第一次下海潛水，到達潛水之處時，因為她的裝備出了一些問題，大意的教練讓她獨自遊回到岸邊。

當她往回遊了一段路程時，潛水裝備竟完全故障了，她被水嗆得無法呼吸，驚慌地掙扎，不斷地揮手求救，這時遠處正好有一群外國人駕著遊艇經過，竟以為是熱情的台灣朋友向他們揮手，於是這群外國朋友也向她揮手致意，並沒有發現她出事了。

她幾乎已經絕望，體力也耗盡了。正在千鈞一髮之際，她腦中閃過一道靈光，她忽然想起不久前學習禪坐，在禪坐課程中我所教授「放鬆禪法」和「數息法」。於是，她放下緊張的心念，不再掙扎，讓身體放鬆地仰躺，自然飄浮著，然後她開始一心一意，從一到十，一出一入地數著自己的呼吸。當她開始使用數息法之後，她的呼吸開始和緩下來，變得順暢而細長，減少了身體能量的耗損。於是她就這樣身著潛水裝，漂浮在水上，靠著數息法放鬆，安心地呼吸。一段時間過去了，遠處的遊客發現情況有異，緊急通知救援人員，這才把她救上岸。她就這樣靠著數息法而救回了一命。

呼吸對人類有極重大的影響，良好的呼吸方法使人身體健康、壽命延長。

呼吸雖然是自動機能，但是基本上還是受到心靈的影響，這就是所謂的「心息相依」（心和呼吸是相互依靠存在）。一般而言，我們有六種根本的感覺機能，即眼、耳、鼻、舌、身、意識，這六種感覺機能，我們由此接觸到外界的事物，會產生感受作用。我們的呼吸，會由於這六種感覺機能之間的相互關係，而產生不同的變化。因此，我們也可以透過呼吸，觀察到身心的各種狀態。呼吸就像一面鏡子，我們如何對待她，她就如實反映出來。

正因為呼吸與身心緊密的關聯，無論在佛教或道家，都有許多針對呼吸所發展的修行與養生法門。例如：道家的「守竅」、「六字真言」，佛法中的禪法觀門：將心專注一處的「繫緣守境止」，以呼吸調身心的「數息法」、心息合一的「十六特勝禪觀」、觀照氣息養生的「通明禪」，及呼吸六種氣息的「六氣治病法」。

古印度甚至將「數息法」列為「二甘露法門」之一，即長生不死的法門，可見古來養生及修道對呼吸的重視。

「亞歷山大呼吸法」，創始人是一位朗誦藝術家，他從失聲的谷底人生，走上自我發現之旅，意外地與呼吸邂逅。他重新迴觀自己的身心，從數十年習以為常的慣性姿勢開始觀察，而領悟到：「原來許多人在不知不覺之間，嚴重地妨礙了自己體內與生俱來的活動、協調和呼吸，當代文明的許多苦頭就是由這個原因釀成的。」他抽絲剝繭地找出原因，鍥而不捨地努力練習，不但突破了人生的困局，更開啟了人生美麗新境，從聲音的藝術領悟了呼吸的藝術，並將這美好的果實，與世人分享。

當我們溫柔地呼吸時，呼吸就成了慈悲的觀音菩薩；當我們智慧地呼吸時，呼吸就成了智慧的文殊菩薩。祈願慈悲與智慧的呼吸，隨時隨地陪伴您，健康覺悟，快樂慈悲！

（本文作者為地球禪者）

專文推薦

任何人都適用的呼吸入門書

陳欣宜

百餘年前的十九世紀末，一位來自澳大利亞的舞台劇演員，因為自身職業所造成的傷害，重新思考並釐清對身體造成傷害的不良應用習慣，並經過多年的發展後，提出一套身心整合的應用技術——這便是我們知道的佛德瑞克．馬蒂亞斯．亞歷山大（Frederick Matthias Alexander）與他所發明的亞歷山大技巧（Alexander Technique）。

自此之後直到二十一世紀的今日，亞歷山大技巧深受歐美人士的重視，讓無數人從中獲得身心狀況改善的益處。歐美知名音樂學院、大學音樂系、舞蹈學校、戲劇學校，長期以來在學校課程中提供亞歷山大技巧，幫助表演藝術學生改善因專業項目引起的傷害，延長他們的職業壽命。越來越多的研究報告也證實亞歷山大技巧對於改善生理機能與提升專業能力有所助益。

什麼是亞歷山大技巧？簡單來說，亞歷山大技巧是一套身心整合的技巧，藉由意識控制來察覺肢體應用所帶來的緊繃與不適，並透過克制習慣動作的再發生來引導新的身體應用方式。它不是一種醫療行為，而是一種「再教育」的過程。透過學習這樣的一套系統，人們可以打破不良生理、心理習慣的一再發生，並以一種更適切的方式來使用自己的身體，以達到維護生理、心理機能健康的目的。對於需要大量且重複使用肢體的職業來說，亞歷山大技巧不啻為理想的應用方式。

亞歷山大技巧的教學方式極為特殊。一般來說，在擁有合格教師執照的亞歷山大技巧教師的引領下，透過老師的手技與言語的指引，帶領學生察覺並排除不必要的肌肉緊繃，以更輕鬆、更有效率的方式來進行日常肢體動作如坐、站、走路，以及呼吸的練習，更進一步則是在專業項目——如舞蹈動作、樂器演奏——的應用。傳統的教學方式十分仰賴領有執照的教師，以敏銳的觀察力與純熟的手技，協助學生理解亞歷山大技巧的內容與熟悉應用方式。

除了實際的教學與練習，我們發現，適當的閱讀教材也能提供教師與學生更豐富的知識。亞歷山大先生留下的多本著作當然是我們理解這項技巧的重要參考書目，然而，許多教學經驗豐富的教師，也根據他們長時間累積珍貴無比的教學經驗，以文字提供學習者——尤其是初學者——更容易明瞭的內容。

本書作者四十年來不斷探究關於「呼吸」這個被視為理所當然、甚至在很多時候被忽視的動作，並在多年探究各種呼吸技巧之後，發現從亞歷山大技巧對於「呼吸」的詮釋中，獲得極大的助益。因此，在本書中，作者從呼吸的生理系統、動作原理、到根據亞歷山大技巧的呼吸練習，無不仔細詳述。

作者以淺顯易懂的方式描述，告訴我們常見的不良呼吸習慣與迷思，以及常見不良姿勢與動作對於呼吸所造成的負面影響。相信對於對「呼吸」這個主題有興趣的、遭遇呼吸不順所困擾的，以及需要大量應用呼吸動作來成就專業表現的讀者們，都可以從本書獲得相當大的幫助。

（本文作者為輔仁大學、東海大學、臺東大學音樂系助理教授
二〇〇四年紐約亞歷山大技巧教師培訓中心授證合格教師）

專文推薦

呼吸就是這麼自然，但影響深遠

張天鈞

最近有一片電影，叫做《高更：愛在他鄉》。為了到高更畫圖的主要地方——大溪地——去參觀，了解他為何如此畫，出發前我曾經到書店找中文資料，但只看到孤獨星球出版社所出版的英文版《大溪地》，因此就想說回來後要寫一本旅遊手冊。

到了當地的飯店之後，發現桌上擺了一本書，打開第一頁，上面寫著聖·奧古斯丁說：「世界是一本書。不旅行的人，只讀了一頁。」有趣的是我發現這本關於呼吸的書中也提到聖·奧古斯丁曾說：「人們不惜跋山涉水，想探知山有多高、浪有多大、河流有多長、海洋有多寬廣，還想探知星辰如何運行於天際，可是，人們卻往往錯過了自己，對自己一點也不了解。」這句話剛好可以套在呼吸這件事情上。

有趣的是，本書的作者不諱言提到「原本我的志向是成為醫生，無奈大學時期遭遇一連串的考試失利，這份真誠的志向被考試之火燃燒殆盡，灰飛煙滅」。也就是作者並非醫師，卻也因此對人體的解剖學和生理學特別下功夫，例如他介紹進食的時候，食物和飲料經過食道進入胃部，食道位於氣管後方。會厭是一小塊扁平的軟骨，吞嚥的時候，會厭會封閉氣管，於是食物和飲料被引入位於後方的胃部，如此可防止食物經由氣管而進入肺臟。呼吸和吞嚥的動作無法同時進行，這就是為什麼當我們吃飯吃得太急，或是一邊吃飯一邊說話時，食物偶爾會跑錯了地方而嗆到的原因。

其實人在健康時，很多事情我們都會忽略它的存在。呼吸也是一樣。可是在醫學裡面，很多症狀或疾病卻和呼吸有密切的關係。例如因焦躁不安產生的換氣過度症，會導致二氧化碳排出太多，引起手腳發麻和抽筋。以前我也曾為一本書寫過推薦序，整本書就是教人如何經由慢慢吐氣來放鬆。我想經由本書，相信會對我們「日用而不知」的呼吸，有更深入的了解才對。

本書的重點是要告訴我們姿勢和呼吸密不可分，只要改進呼吸方式，就能改善各種身體不適。不良的姿勢、壓力與肌肉緊張等等，都可能使輕鬆的一呼一吸在我們沒意識到的情況下變得辛苦。呼吸不僅是吸入和吐出空氣而已，而是支持生命源源不絕的力量。呼吸不只是生理活動，同時也影響我們的心理、情緒與精神的健康。在書中也提到一行禪師曾指出「呼吸是連結生命與意識的橋梁。這個橋梁讓身與心合而為一。當你的思緒混亂時，善用你的呼吸，散亂的心靈將再度找到寧靜」。

作者理查．布蘭能（Richard Brennan）教導如何帶來身心靈健康與調和的亞歷山大技巧，他的資歷已經超過二十五年，教學範圍遍及歐洲各地與美國，他是愛爾蘭「亞歷山大技巧教師協會」主席兼共同創辦人，也是愛爾蘭哥爾威市（Galway）亞歷山大中心負責人。

最後我要提一下本書特別的呈現方式，那就是在一段文章後會出現「練習」，提醒我們深思和實際操作。就像一個旅者，走一段路會休息一下。讓我們思考、檢討、沉澱，並且真實地去體會。

無論如何，我認為這是一本值得我們看而且深思的書。

（本文作者為台大醫學院內科名譽教授）

專文推薦

找回舒服、自然的呼吸

彭建翔、黃詩雲

我們每個人從呱呱落地那一刻起就開始呼吸，沒有呼吸生命就無法延續。既然呼吸是與生俱來的本能，為什麼要學？是我們遺忘了本能？還是需要練就各種高難度的呼吸技法？

◆呼吸需要學嗎？

除了呼吸能力必須高於一般人的運動員、管樂演奏者、聲樂家、演員……得要特別訓練呼吸之外，一般人也需要特別學習呼吸嗎？

現代的生活型態下，人們常有胸悶或吸不到氣的狀況，覺得自己不會呼吸。有覺察習慣的人，可能會發現自己經常忘記呼吸或專心時總伴隨著憋氣的情形。但我們不可能不呼吸，只是我們的呼吸品質已經低落到會造成不舒服的程度。請正在閱讀本篇文章的您，感覺一下現在的呼吸狀態，是跟平常一樣？還是在憋氣？還是很淺的呼吸呢？看看小嬰兒、小貓、小狗，他們的呼吸多麼舒服啊！穩定又深沉！身體放鬆地起伏著！為什麼我們不能跟他們一樣？他們有學怎麼呼吸嗎？他們是用胸式呼吸還是腹式呼吸？我們需要學習和練習呼吸才能跟他們一樣嗎？

亞歷山大技巧是一種教人「不要」做什麼（Non-doing）的課程，也就是去除所有妨礙活動的不必要動作和肌肉緊張。呼吸是與生俱來的活動，是造物主賜給我們的能力，這與亞歷山大技巧的哲學十分契合：只要去除一切妨礙呼吸的肌肉緊繃和動作，就能回歸小嬰兒般的自然呼吸。

在禪修與靜坐中，常藉由「觀呼吸」來帶領人們進入「空」與「定」的境界。亞歷山大技巧也經常引導學生觀察自己在不同的身心狀況下呼吸的變化，並認為我們不應該主動改變呼吸，而是讓呼吸調回最自然的狀態。由此可見，呼吸是最能反映自身狀態的身體活動。

◆需要刻意做什麼來強化呼吸能力嗎？呼吸失調怎麼辦？

生活中常見許多關於呼吸的迷思，例如：腹式呼吸時胸腔不能動、用力深呼吸、多練習憋氣……等等。這些都是刻意的、做作的呼吸，偏離了自然，但很多人誤以為這些才是自然的呼吸模式。

許多人有氣喘、睡眠呼吸中止症、慢性支氣管炎……等呼吸方面的困難或疾病，除了藉由醫療及環境改造外，也希望透過呼吸訓練改善，但往往愈練愈糟，因為「不當的」用力容易造成全身肌肉更緊繃，呼吸反而更不順了。人們常感到很困惑，為什麼經過這麼多的練習，狀況不但沒有改善反而更差？

◆回歸自然才是王道

本書先說明與呼吸相關的解剖學知識，建立正確的呼吸生理觀念，有了這些觀念，大家就能理解為何在亞歷山大技巧中，我們強調唯有先維持好的姿勢與放鬆的肌肉才能有好的呼吸，而不是先教大家如何呼吸。也因此，書中內容大多在引導讀者如何放鬆和維持好姿勢，而不是一直要讀者練習呼吸，也沒有介紹任何一種特定的呼吸法。

書中介紹半仰臥放鬆等亞歷山大技巧練習法，幫助讀者練習應該如何做到真正放鬆又正確的姿勢，這個方法在亞歷山大技巧中是相當重要且有效的練習。特別是透過合格亞歷山大技巧教師*的引導，能讓我們體會到，當身心回歸如嬰孩般柔軟有彈性的狀態時，呼吸竟然立刻隨之改變了，我們並沒有針對「呼吸」做什麼特別的訓練，神奇的事卻自然發生了！

雖然教導人們呼吸的方式很多，但若學會亞歷山大技巧，就能夠先建立起正確且穩固的基礎，在此基礎之上學習任何呼吸技巧，一定都能在最短的時間內領會，達到事半功倍的效果。本書闡述的就是這個簡單卻神奇的方法，希望讀者們都能藉由此書找回舒服、自然的呼吸。

（本文作者為亞歷山大技巧專業教師）

*合格亞歷山大教師是指經過三年一千六百小時亞歷山大技巧教師訓練，並通過考試合格，領有合格教師證書的老師。

氧氣

沒有它就活不成，
筋骨血肉仰賴它，
戀土而居的靈魂也離不開它，
悲憫而颯颯出聲的機器啊。

佇於你我的身宅裡，
終日忙活不停，
彷彿是肺臟在說話，
跪在火堆前，便能聽見。

鐵夾一撥一撩，
堆疊的木塊稍稍鬆開，
樓上房裡的你，
姿勢一如往常。

依靠著右肩，
害它痠痛一整天，
你的呼吸安詳從容。

聽來悅耳美妙，
那是你的生命所繫，

與我的緊緊相依偎。

從哪裡下刀能斬斷，
誰人有此能耐，

若問何故，
唯有愛是答案。

豈有其他答案，
看那火苗竄升起舞，
宛如昂首歌唱，
朵朵焰光恰似深紅玫瑰。

且看餘火漸熄，
猶如低頭感激，
來自虛空無涯，
隱形的恩賜。

你我活在世間，
亦是這般仰賴，
無比純淨而甘美的
空氣。

——瑪莉．奧利佛（Mary Oliver）

前言

當我告訴我的大女兒：「我正在寫一本有關呼吸的書。」她回答：「那很有趣呀！第一頁：吸氣。第二頁：吐氣。第三頁：再吸氣。第四頁：再吐氣。第五頁：重複以上的動作。」說不定許多人的想法也是如此。呼吸，不就是這麼回事嗎——把空氣吸進身體裡面，然後吐出去——如此而已。事實上，該怎麼吸氣、怎麼吐氣，絕非三言兩語就說得通徹。

生命能夠延續不息，靠的正是呼吸所帶來的無窮能量。打從生命誕生的第一刻開始，空氣便無聲無息地進入生命體內，而後離去，不斷周而復始，直到死亡為止。事實上，在你出生的那一瞬間，醫生、護士、助產士，尤其是你的雙親，他們心上最掛意的事，就是你有沒有呼吸。想像一下，如果你的第一口氣沒有吸上來，你的家人會多麼哀慟？他們的生活會發生多麼巨大的轉變？簡直快要天崩地裂了啊！再說，如果哪一天，你的呼吸停止了，你所熱愛、享受的一切，也就隨之走到盡頭了。

還記得上次你吃東西噎到，或是喝飲料嗆到的時候，情況是怎麼回事嗎？當時你人在何處、身旁有誰作伴，通通都是無關緊要的，你所有的心神只在乎一件事，那就是趕快把下一口氣吸上來。不過話又說回來了，除非發生類似的緊急狀況，否則你的呼吸都是在不知不覺之中悄悄進行的。

一行禪師（Thich Nhat Hanh）曾經說：「呼吸猶如一座橋，連通生命與意識，把身體和思想統攝起來，合而為一。」當我們懂得覺察呼吸、改善呼吸的方式，便能讓自己跳脫俗世存在的層次，晉升為有自覺意識的人。光是這一點，生命的意義就今非昔比了。再進一步來說，富有意義的生命，能讓自身的存在變得更加和諧、更加愜意。事情還不僅是如此而已。當一個人過得更幸福，他身邊的人也會跟著蒙受好處。也就是說，只要你學習在呼吸的時候保持覺察力，你便能開始掌理自己的生活。

說起來，這本書早在四十年前就開始動筆了。原本我的志向是成為醫生，無奈大學時期遭遇一連串的考試失利，這份真誠的志向被考試之火燃燒殆盡，灰飛煙滅了。於是我開始尋找，在我的生命中，還有什麼事情更具有意義的嗎？一九七二年，我的探索之旅把我帶到印度的赫爾德瓦爾（Haridwar）。在那兒，我有幸聽到一位年輕精神導師的演講，當時他只有十四歲，名叫普呂姆・拉瓦特（Prem Pal Rawat）。他傳授的智慧之語提到，每一口呼吸的背後，都蘊藏著珍貴無比的生命力。

我深深折服於他話中的奧義，便決定去參加他教授的禪修課。在他的指導之下，我開始對每一個吸氣、每一個吐氣的價值有所覺察。我還記得，有一天早上，他說前些日子他去陪伴一位生病的朋友，那位朋友在呼出最後一口氣之前，用微弱的氣息說：「直到現在，我才了解每一口呼吸的力量有多麼強大、多麼重要！」這句話讓我想起瓊妮・密契爾（Joni Mitchell）唱過一首歌曲，名叫「黃色計程車」，裡面有句歌詞可說是一言中的：「你從來都不清楚你曾經擁有什麼，直到有一天，你失去了你的擁有。」然而，我們不必等到死亡來臨的那一刻，才開始對呼吸這份禮物報以感恩。

在那之後的許多年，我探索過不同的呼吸技巧，包括哈達瑜伽（hatha yoga）和重生呼吸之類的訓練。不過，我發覺我距離自然的呼吸方式越來越遠了，直到一九八四年，我發現了「亞歷山大技巧」（Alexander Technique）。這套技巧幫助我釋放深埋在潛意識裡的肌肉緊繃，徹底翻轉我長期以來對呼吸的種種看法，此時我才明白過來，原來以前我接觸的方法，都是教我用非自然的方式去呼吸。

多年以後，到了二〇一一年的夏天，我去瑞士的盧加諾（Lugano）參加亞歷山大技巧的國際會議，聽到潔西卡．沃爾芙（Jessica Wolf）的一場專題報告。她是一名亞歷山大技巧老師，專長便是「呼吸」。那場專題報告提高了我對呼吸的覺察度，帶給我豐富的知識，使我獲益匪淺。於是，我協助她在愛爾蘭組織了兩個課程，稱為「呼吸的藝術」，我自己也去課堂上聽講。二〇一四年，我兩度去愛爾蘭拜訪，跟她共同討論呼吸的各個層面，過程極為有趣。正是當時討論的內容，讓我興起動筆寫書的念頭，想跟人們談談如何改進呼吸方式，而筆耕的成果，就是你手上正在讀的這本書。

我寫這本書的目的，在於透過實用的方法，幫助人們改善呼吸，進而改善每天過生活的方式。為了讓這本書的效益發揮到最大，當你讀到書裡介紹的呼吸練習時，請試著好好做上一遍，而且任何一個練習都不要跳過。此外，你也需要有心理準備，某些練習或許需要回頭再做一遍。我之所以設計這些練習，用意是讓讀者在閱讀文字的同時，也能更加認識自己的呼吸方式，了解自己的細微動作對呼吸會造成何種影響。

我衷心盼望讀者能發現本書的用處，希望讀者吸收本書的訊息之後，也能把健康和活力一併吸納到生活中。

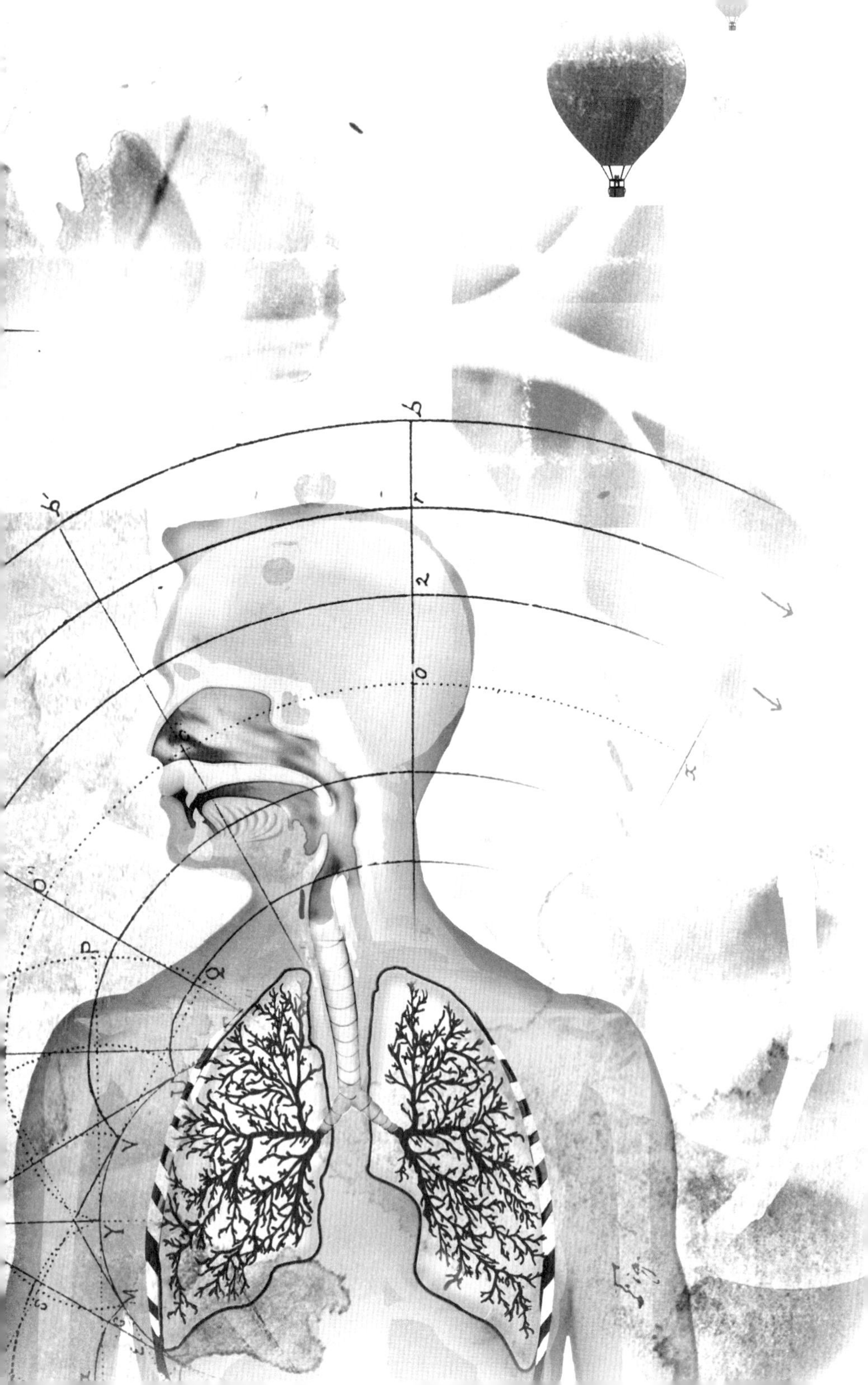

第一章

❖

呼吸的重要性

呼吸應該優雅平穩，如同河水流淌，又如同水蛇滑行於水面，而不是像一條崎嶇蜿蜒的山路，或是像馬匹狂奔時的喘息。

能夠精通呼吸之道，也就能夠掌握自己的身體和心靈。

每當我們心煩意亂，用盡方法都難以自我控制時，觀看呼吸的方法就應該拿出來派上用場了。

——一行禪師

內在的力量

此時此刻，你正在呼吸。

空氣靜靜地在你的體內進進出出，走過你生命中的分分秒秒。事實上，你的生命能量全然來自於呼吸，它永遠輕柔地伴隨著你，陪你度過洋溢歡笑的時光，也陪你度過風風雨雨的歲月。呼吸使人統整起來，我們的所做的一切、所經歷的一切，都源自於呼吸所帶來的能量。

呼吸對生命至關重要，這個道理無人不知。可是，有多少人會把腳步停下來，思考每一次呼吸的重要性到底何在？我們傾向於把呼吸視為理所當然，殊不知，只要改進呼吸方式，就可以實實在在獲得健康上的好處，而且神智也會變得清明起來。不良的呼吸習慣會危害健康和生活品質，我們卻渾然不知！

雖然呼吸是天性，人人生來就會，不過我們卻可以透過意識來控制呼吸。在我們過去已做、未來即將要做的事情當中，呼吸的重要性高居首位，這個道理淺顯易懂。如果不呼吸，我們就無法發出聲音，連一個字都說不出來。人在一生當中，每天會做數以千計的動作，然而，一旦沒了呼吸，任何動作都做不了。

生命力會自動驅使我們呼吸，我們的腦筋不必費神去管呼吸這件事，甚至連記在心上都是多餘的。聖奧古斯丁（Saint Augustine）曾經說過：「人們不惜跋山涉水，想探知山有多高、浪有多大、河流有多長、海洋有多寬廣，還想探知星辰如何運行於天際，可是，人們卻往往錯過了自己，對自己一點也不了解。」把這句話套在呼吸這件事情上，尤其千真萬確。

姿勢與呼吸

如果你希望維持良好的姿勢，希望自己運用身體的方式能夠符合人體設計的原理，那麼，有效的呼吸是不可或缺的一環。

不幸的是，我們經常在無意之間干擾了自己的呼吸。胸腔、鼻道、口腔與喉嚨是空氣進出人體的必經之路，然而姿勢不當，或是運

Point ▶ 有多少人會把腳步停下來，
思考每一次呼吸的重要性到底何在？

動時以錯誤的方式來使用身體，都會使得這些部位的肌肉被過度拉扯，造成身心難以舒暢。肌肉緊繃也可能引發一般性的身體損裂，或是全面性的功能障礙，大幅降低肺藏吸納空氣的容量。肺藏的容量不足會導致呼吸變淺，不利於身心舒適。

反過來說，如果我們的坐姿或站姿是保持抬頭挺胸、背部內凹的模樣，像個軍人或芭蕾舞者一樣的話，也可能導致呼吸變緊，到最後不得不更加用力，才能吸到足量的空氣。簡而言之，呼吸原本是一件輕而易舉的事情，但在實際生活中，卻可能因為各種因素而讓人倍感辛苦。

這些額外費力的情況大多是發生在不知不覺之中，因為人們早就習以為常了，畢竟許多年來，人們可能一直都是這樣呼吸的，有的甚至已經積習數十年之久了，於是覺得這樣的呼吸方式很正常、很正確，可說是很完美了。多數人唯有在從事高強度的活動時，例如追公車或爬樓梯，才會明白地意識到呼吸不良有礙健康。

Point ▶ 呼吸原本是一件輕而易舉的事，
卻可能因為各種因素而讓人倍感辛苦。

不良呼吸習慣的源頭

在某些情況之下，呼吸系統受阻的源頭可以追溯到兒童早期，原因可能是難產，或是幼兒時期的呼吸道感染。然而，對大部分人而言，不良的呼吸習慣大概是從五、六歲開始養成的，原因是必須彎腰寫字，結果養成某種姿勢習慣。在成長的過程中，我們被迫以坐姿學習，時間長達數千個小時之久，累積多年之後，逐漸發展成不良的姿勢，結果造成呼吸受到阻礙。

在生命剛開始的頭幾年，當我們跌倒、受傷，或是為了某樣東西而歡欣雀躍時，我們會無拘無束地表達出來。可是進入學校之後，我們從老師身上得到明明白白的訊息，上課時不可以哭出聲音、不可以高聲嘻笑，於是我們把情感壓抑下去，開始憋住呼吸。如此一來，我們天生而來的呼吸協調性和情感表達都被干擾了。

經歷過生活中的許多事情之後，我們學會遇到事情就憋住呼吸，以憋氣來作為反應，如此不僅限制了呼吸，連原本的良好姿勢、舒適的動作模式和情感表達，也都徹底被改變了。

覺察練習1

當你讀到這裡時，請暫停一會兒，把注意力放在你的呼吸上。不要刻意去改變呼吸的任何細節，只要單純觀察你的呼吸模式和韻律就好了。

問問自己下面的問題：

- 我的呼吸快慢如何？
- 我的呼吸深淺如何？
- 我的呼吸均勻嗎？有沒有忽快忽慢？
- 在我的身體裡面，哪個部位最能感覺到呼吸正在進行？是胸腔的上半部，還是胸腔側邊？是肋骨、腹腔，還是其他的什麼部位？

不要刻意做任何改變，只要留心覺察你的呼吸方式就好了。光是如此，就足以帶來令人合意的改變。請在一天之內多多重複這個練習，以便你能開始覺察你自己的呼吸模式。

壓力與呼吸

你可能已經注意到了，當你情緒上來，或是心神緊張的時候，你的呼吸會跟著發生變化。可是，你有沒有想過，淺而快的呼吸可能使你的情緒雪上加霜，又或者，它正是造成你煩惱、焦慮、恐慌、沮喪的根本原因？事情的前因後果有時候很難理出頭緒，不過從本質上來說，身體、心靈、情緒各層面的生活品質都和呼吸有關連，因此必須全盤加以考量。

當我們的身體、心靈和情緒長時間承受壓力時，會對呼吸系統造成不利的影響，因為我們往往會憋住呼吸，用憋氣來回應壓力。當我們憋氣時，呼吸系統的自然活動會受到阻礙，體內的二氧化碳會增加，對神經系統造成壓力，結果是呼吸方式反過來引發情緒狀態，導致身體不舒服。於是，整個過程串連成惡性循環。

◆沒時間呼吸

許多人來向我尋求協助，在這些人的身上，我經常看到一個現象：當他們的背部或脖子出狀況時，他們的呼吸也會變得急促起來，或是忽快忽慢，速度不均；可是，他們對自身的呼吸情況卻毫不知情，感覺不出有什麼不對勁，也不曾抱怨過關於呼吸方面的問題。

在這個匆忙運轉的世界中，人們讓自己忙到沒時間可以自然地呼吸。有時候，人們甚至為了急於說話而憋住呼吸，或是在吸氣的時候說話，這反映出許多人的生活步調已經過於快速了。我們的日常生活充斥著大量的刺激，結果是人們經常處於肌肉過度緊繃的狀態，因而妨礙到呼吸。人們對於不良的呼吸方式習以為常，這習慣會影響到身體和心靈，也會影響日後的健康品質。有人習慣於粗淺的呼吸，結果是心跳速度異常加快。

事實上，當呼吸系統長期受到嚴重的束縛，身體內的所有系統也會跟著受害，因為我們並不是一大堆零件拼湊出來的東西，我們是具有完整性、統合性的人，每一個系統都必須跟其他的所有系統共同運作，協合為一。

Point ▶ 在這個匆忙運轉的世界中，
人們讓自己忙到沒時間可以自然地呼吸。

◆呼吸與心平氣和的關係

對表演者和公開演說者而言，良好的呼吸尤其顯得重要。演員、音樂家、講師經常深受肌肉緊繃之苦，這會加重呼吸系統的負擔。如果我們的呼吸能夠真正達到順其自然的地步，壓力和上臺焦慮所引發的作用，就可以有效地被擋下來。如此一來，我們將會感到心平氣和，覺得事事都在掌握之中，即使置身於極端的情緒壓力和心理壓力之下，也能處之泰然。

如果呼吸方式會影響人的心智狀態和身體活動，那麼我們就必須慎重思考一件十分重要的事：「在進行呼吸的當下，除了吸氣與吐氣的動作外，我們還做了什麼呢？」想要呼吸為健康帶來益處，關鍵在於吐氣的過程是否心平氣和，如此才能帶動身體進行完整而沒有壓力的吸氣。

人們常常聽到的說法是，深深吸一口氣有助於讓情緒平復下來，然而，有個要點必須了解清楚：當肺部已經積滿空氣時，根本無法再吸入空氣了，這時得先把空氣吐出去才行。不新鮮的空氣（也就是二氧化碳）是有毒的，當身體吐氣的時候，毒氣便排放出去了。

所有的事情取決於我們吐氣吐了多少，身體才能安靜地吸飽空氣。能做到這一點的話，接下來的吸氣動作便可以完全自動進行了，而且絲毫不必費力。當人們能夠有意識地覺察自己的呼吸動作，接下來便能夠覺察出來，自己身上有哪些不良習慣會對細緻而神奇的呼吸過程造成妨礙。

本書設計了一些覺察練習，藉由實做這些練習，讀者可以重新學習人人與生俱來的呼吸韻律。如果你真的做到這些覺察練習，當你在日常生活中做各種事情時，你的思考、感覺、動作都會連帶發生轉變，為自己帶來益處。

呼吸練習有效嗎？

許多發聲訓練師和體能教練鼓勵人們深呼吸，目的是讓呼吸系統的運作效能達到最大，然而——儘管他們用心良善——他們所鼓吹的方法，卻往往讓呼吸問題更趨惡化。人們被教導要用力吸氣、用力吐氣，以便提高肺部吸納空氣的容量，可是這種做法反而讓原本就深受束縛的肌肉系統被綳得更緊。

幾乎所有的呼吸練習都把重點放在吸氣的動作，比如該如何進行深度吸氣，或是要把空氣吸入身體的哪個部位。這些做法一律會干擾自然呼吸的協調性。無論是用力把空氣吸入肺部，或是強迫把空氣吐出去，兩者都很容易造成背部過度彎曲，同時也讓胸腔被往上提，結果是導致肌肉過度緊繃，形成牢不可破的不良呼吸習慣。

亞歷山大技巧

本書介紹的是符合自然的呼吸方式，以亞歷山大技巧的準則為基礎。這套技巧的精髓在於它的本質是重視預防勝於一切。

換句話說，如果我們可以破除有害的呼吸習慣，那麼，更有益、更健康的呼吸模式就會自動取而代之。透過運用亞歷山大技巧，我們將會發現，該做的事情是改掉錯誤的呼吸習慣，而不是去演練特定的呼吸方式或技巧。

威爾弗雷德・巴羅（Wilfred Barlow）是一位亞歷山大技巧教師，也是一位備受敬重的風濕病專科醫師，任職於英國國家健康服務中心。他深深相信，氣喘患者需要的是

「呼吸教育」，而不是一大套呼吸練習。在《亞歷山大準則》（*Alexander Principle*）這本書之中，他寫道（在下方引述中，「使用」一詞的解釋是：一個人使用身體和心智去做事情的方式）：

舉個明顯的例子來說，死於氣喘的案例一直在增加，儘管現在已經有對抗急性發作的藥物可用了。有人怪罪於環境壓力上升、住宅有塵蟎、類固醇藥物越用越多，有人說吸入器的功效只是暫時舒緩一下而已，這些說法通通無濟於事，事情的全貌還是漏了一個環節。

如同往常一樣，這個漏掉的環節，就是「使用」一詞作何解釋？人們傾向於忽視這個詞的含意。氣喘患者需要的是有人教他們改掉錯誤的呼吸方式。呼吸練習經常被物理治療師拿來指導氣喘患者，也用於指導其他呼吸疾病的患者，這似乎很理所當然。可是，從事實面來看，呼吸練習對氣喘沒有什麼用處——其實，最近的研究顯示，多數人參加「呼吸治療」的課程之後，呼吸效率反而比上課之前更差了。

自然的呼吸方式

呼吸方式其實取決於如何吐氣，而非取決於如何吸氣，這一點剛好跟普羅大眾的想法相反。之前我曾經提到，自然呼吸的關鍵在於毫不費力地把空氣完全吐出去，如此便能直接促成接下來吸氣能吸到飽，而且不需花費力氣。

在正常、健康的情況下，整個呼吸機制是自動控制的，有時候我們會說：「它自己就會呼吸了。」我們吐出的二氧化碳越多，肺臟裡面就能騰出越大的空間來容納空氣——細胞要運作順暢，需要的是富含氧氣的新鮮空氣。含氧量高的空氣不僅對全身有療癒作用，也能在第一時間防範疾病的發生。

請讀者跟著本書安排的練習一步一步做下去，你便可以開始跳脫舊有的呼吸習慣（那些習慣往往是淺而急的呼吸），轉而以比較慢、比較深、比較輕鬆的方式來呼吸，這樣的呼吸方式才是自然而健康的。

Point ▶ 不必刻意去改變你的呼吸方式。

在學習自然呼吸的過程中，有件事情非常要緊，那便是：不要刻意去改變你的呼吸方式。唯一要做的事情，就是停止繼續妨礙呼吸的自然韻律。事實上，一談到呼吸，你做得越少，你的呼吸系統就運作得越順暢。

改進呼吸方式的第一個步驟非常簡單，就是好好地覺察你自己的呼吸是怎麼進行的。最後你便會明白，比起用力把空氣吸進肺部再吐出來，平靜而不出力的吐氣、吸氣才是更好的。

從本書的開頭到結尾，你會讀到一則又一則的呼吸覺察練習，這些練習會幫助你改進呼吸方式，採取新的方法來呼吸。這種改變會帶來好處，使你更有活力去進行日常活動。你會讀到如何避免憋住呼吸，以及如何避免匆匆忙忙地呼吸。在任何時候，如果你注意到自己憋住呼吸了，或是突然倒抽一口氣，只要平靜和緩地把氣吐出去就行，接下來你就會開始以符合自然的方式來呼吸了。

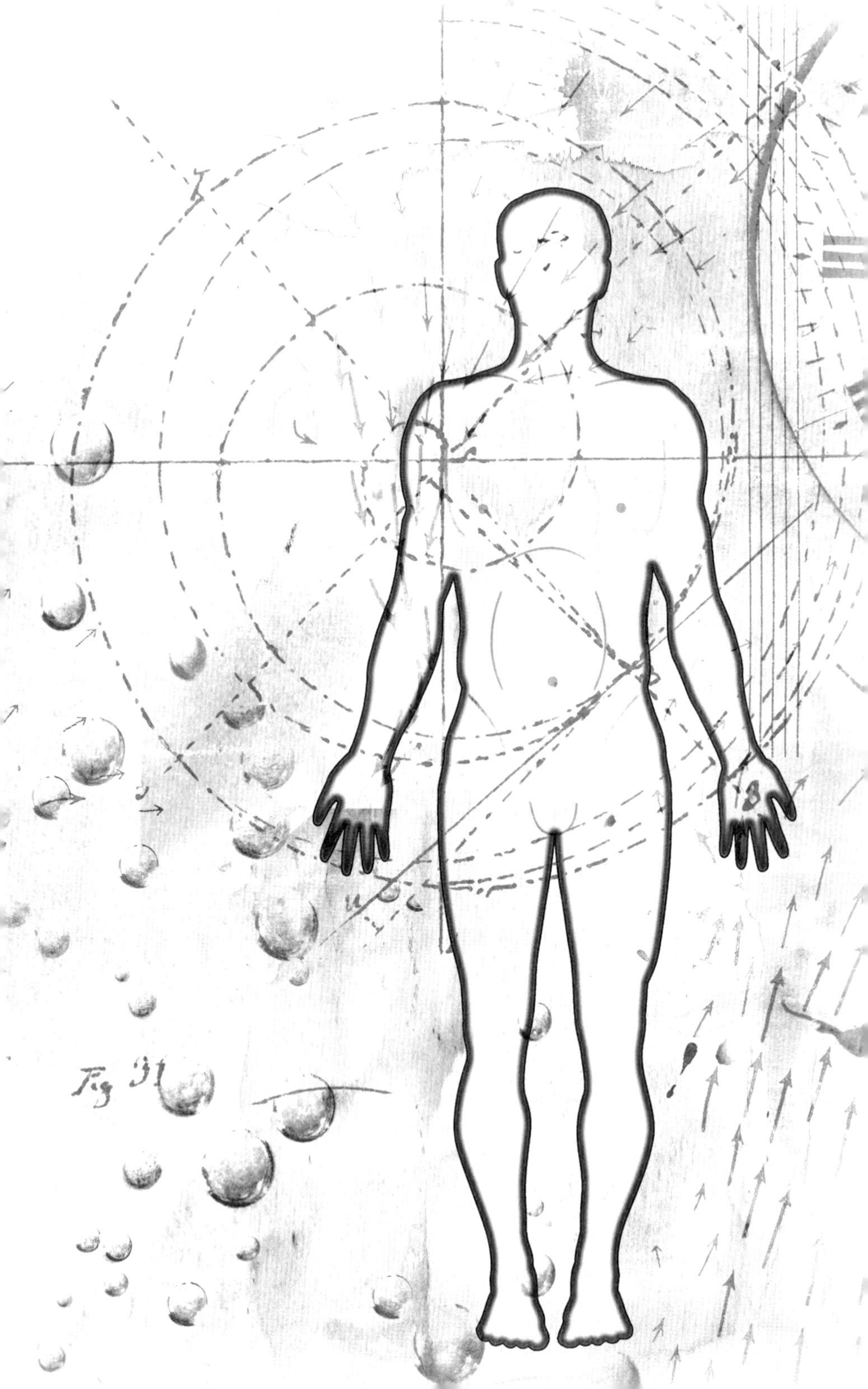
Fig 31

第二章

❖

呼吸如何運作

如果呼吸方法得當，在短短數個星期之內，胸腔的彈性就會大幅提升。

不僅如此，能夠提升胸腔活動力的這種呼吸方式，同樣可以清潔、淨化肺臟，讓肺臟的功能更強大。

——馬蒂亞斯．亞歷山大（Matthias Alexander）

氧氣的重要

呼吸是生命體必不可缺的功能，因為它把氧氣輸送到全身上下的所有細胞。細胞需要氧氣，以便將儲存在食物裡的能量轉換成可利用的形式，這個過程稱為細胞呼吸。經由細胞呼吸的作用，細胞獲得了能量，才能進行身體的各種重要功能，例如驅動全身的肌肉——包括心肌在內。

如果缺乏氧氣，細胞的運作便支撐不了多久，因此長時間的缺氧會導致細胞死亡。我們需要氧氣才能做一切事情，包括血液循環、消化、移動、思考。我們的身體也需要氧氣，就如同汽車需要燃油一樣——少了燃油，汽車怎麼也跑不了。

在呼吸的過程中，氧氣從外界的空氣流入肺臟裡面，接著，血管把氧氣輸送到身體內的每一個器官、每一個細胞。氧氣被細胞用掉之後，血液又把殘留在細胞內的廢物帶走，送回肺臟，讓肺把廢物吐出去，這個廢物便是二氧化碳。

Point ▶ 平均而言，人體一天呼吸大約二萬次，一年超過七百萬次。

以上這一連串的過程是自動發生的，我們的大腦意識完全不必費心去處理這件事，而且，這個歷程是無休無止的，持續在體內和體外同時進行。每一個細胞、組織、器官、肌肉、骨骼，尤其是我們的大腦，無時無刻不在經歷這個過程，接收血液送來的氧氣，再由血液把二氧化碳送出去，片刻也不間斷。

這個歷程維繫著我們的生命，身體的功能才得以運作順暢。任何一個曾經中風的人，都很清楚氧氣實在重要無比。即使是輕微的中風，也會造成血管堵塞，使得氧氣無法進入大腦。中風往往發生在短短幾秒鐘之間，不過在許多案例中，即使是一年多之後，中風的後遺症依然存在。中風是一個很好的例子，讓我們明白氧氣對身體有多麼重要。無論何時何地，人體都需要不斷獲得充足的氧氣。

覺察練習 2

讀到這裡請暫停一下，仔細思考這個事實：你的呼吸是延續生命的最基本的活動。想想看，在人生過程中的每一個時刻，呼吸讓我們可以想做什麼就做什麼——甚至連閱讀這本書，也要歸功於你的呼吸。與此同時，肌肉和骨骼系統也微妙地回應著呼吸的進行。

隨著我們從事不同的活動，呼吸也會有不同的回應。當我們活動量增加時，呼吸速度會跟著加快；當我們休息時，呼吸也跟著緩慢下來。我們的呼吸和我們的每一個動作，兩者完美地協調在一起。

每一口呼吸

人體每分鐘呼吸八次至十八次不等，不過，我曾經遇過每分鐘呼吸高達三十次以上的人，原因就出在他們的呼吸習慣，而那樣的習慣是大有害處的。平均而言，我們一天大約呼吸兩萬次——一年超過七百萬次。既然呼吸這個動作我們每天要做成千上萬次之多，那麼，學習把呼吸做得盡量有效、盡量輕鬆，可說是一件明智之舉了。為了達成這個目的，我們可以先來了解呼吸的運作方式，或許這會是很有用的。

從許多方面來說，呼吸是一件矛盾的事。儘管呼吸動作本身很簡單，事實上，呼吸的歷程卻複雜得不得了。不僅如此，呼吸既受到意識的管控，同時也受到潛意識的管控。不過，唯有我們開始意識到自己是怎麼呼吸的，接下來才有辦法真正去談如何改善呼吸。呼吸是三度空間的活動，由許多不同的環節組成，當你對呼吸系統的設計了解得越深入，便越能夠使用自然的方式來呼吸。

人體呼吸配備

◆鼻子和嘴巴

我們所呼吸的空氣是從鼻子和嘴巴進入體內。嘴巴比鼻子更能吸入大量的空氣，原因在於嘴巴的空間比鼻腔的通道更大。人們說話、唱歌、吹奏管樂器或是做動作的時候，或許會需要用嘴巴來呼吸。

以嘴呼吸時，空氣受到的阻力比較小，因此可以快速進入肺臟。不過，用鼻子呼吸的話，空氣是溫暖濕潤的，而且會受到過濾，對健康有好處。無論以嘴或鼻子呼吸，空氣都是經過喉嚨的後方，接著再經過氣管，繼續往下流動。氣管進一步分叉成支氣管，把空氣帶進肺臟。

進食的時候，食物和飲料是經過食道而進入胃部，食道位於氣管後方。會厭是一小塊扁平的軟骨，吞嚥的時候，會厭會封閉氣管，於是食物和飲料被引入胃部，如此便可防止食物經由氣管而進入肺臟。

呼吸和吞嚥的動作無法同時間進行，這就是為什麼當我們吃飯吃得太急，或是一邊吃飯一邊說話，食物偶爾會跑錯了地方。

◆氣管

氣管是一根大約十公分長的管子，直徑不到二．五公分。氣管開口位於喉頭下方，往下延伸到胸骨的後面。氣管是由具有彈性的軟骨所構成，不過非常強韌，因為它必須一直保持開放的狀態。氣管分叉成兩根小一點的管子，稱為支氣管。兩邊的肺各有一根支氣管。

1 鼻子	6 肋間肌	11 氣管
2 口	7 橫膈膜	12 肺
3 會厭	8 鼻腔	13 支氣管
4 胸膜	9 咽頭（喉嚨）	14 肺泡
5 肋骨	10 喉頭	

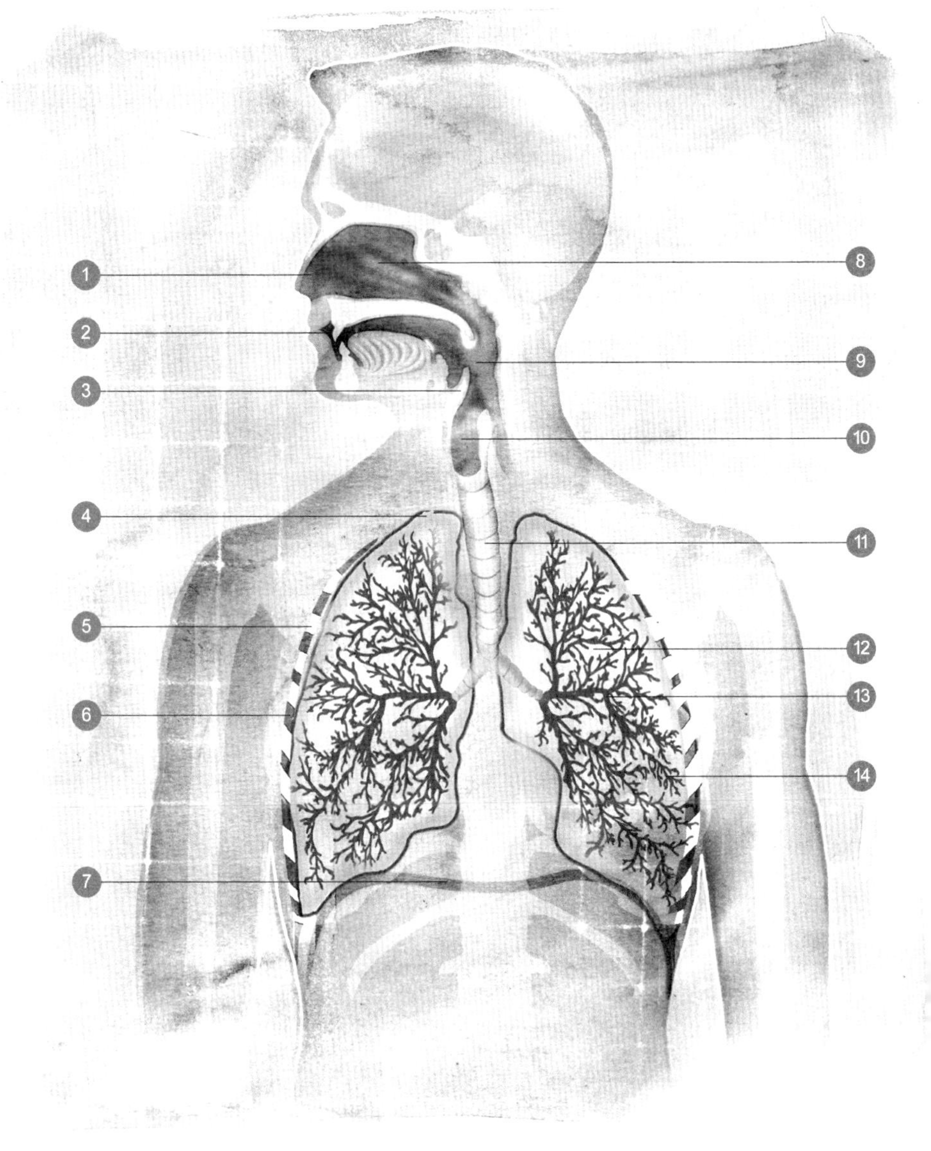
1
2
3
4
5
6
7
8
9
10
11
12
13
14

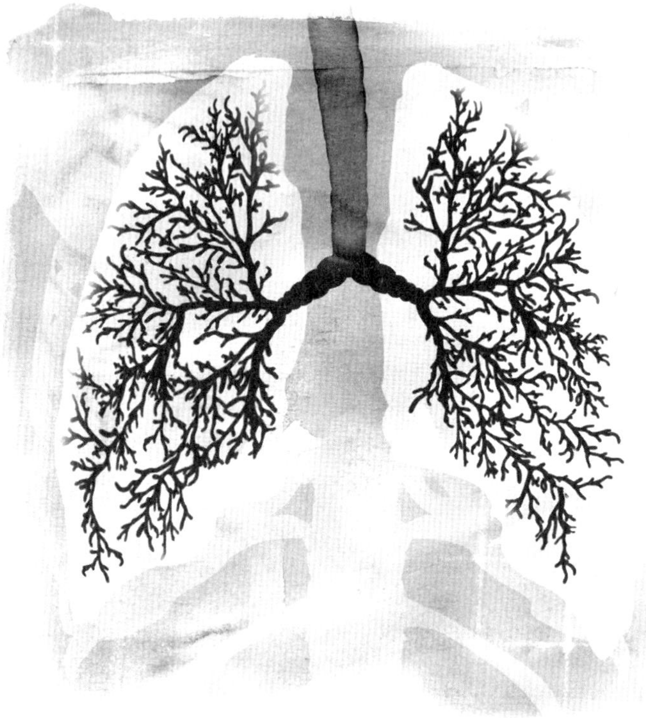

◆支氣管

支氣管是深入肺臟的主要通道，空氣會從喉頭進入支氣管。支氣管有兩個分支，空氣可以進入左邊的支氣管，也可以進入右邊的。

支氣管一再分叉開來，如同一棵樹的樹枝一樣。越接近肺臟的支氣管分叉得越細小，最終變成細支氣管。接著，這些通道變形成微小的氣囊，稱為肺泡，肺泡便是空氣和二氧化碳進行交換的地方。

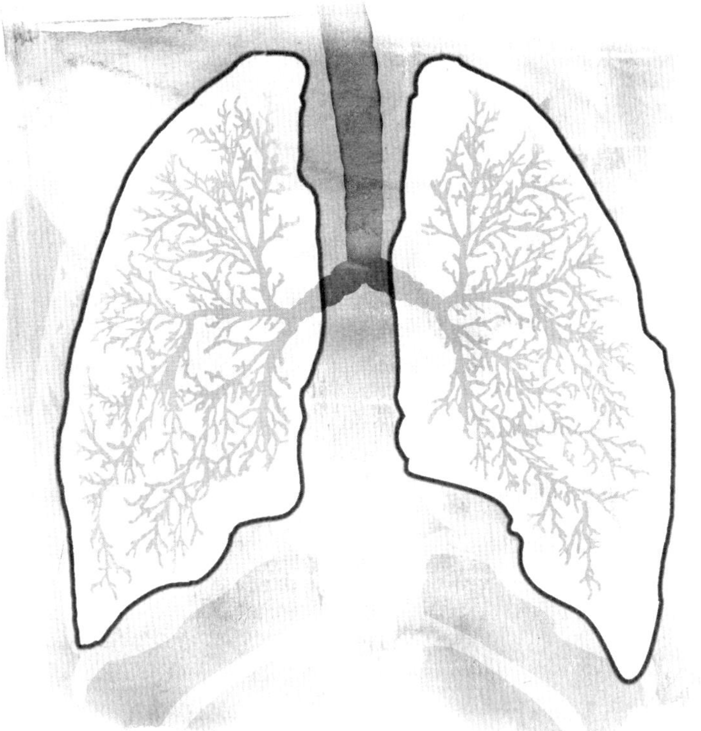

◆**肺臟**

肺臟是兩個具有彈性的容器，可以容納四公升到六公升的空氣，視體型大小而定。它是彈性極大、類似海綿的組織，而且裡面總是含有一些空氣。

由於肺臟具有超強的彈性，因此它的形狀是由肋骨的結構和橫膈膜的活動來決定。橫膈膜和肋骨發生活動時，肺臟自然也隨之改變形狀。許多人不清楚肺臟的大小和位置，也不知道肺臟裡面永遠會留下一些空氣，它從來就不會消氣消到完全扁掉。

肺臟位於胸廓裡面、橫膈膜的上方，一片肺在左邊，另一片在右邊，兩片肺的形狀並非左右對稱。事實上，人的右肺有三葉，而且比左肺稍微大一些些。左肺只有兩葉，而且稍微小一點，因為它必須跟心臟共用胸腔的空間。

人體的肺臟是立體的錐形結構，肺臟下方跟橫膈膜相鄰。肺臟的頂部呈圓形，當它完全膨脹時，鎖骨上方到接近胸廓底部的空間會被它填滿，而且肺臟背面的組織比正面的組織還多。肺臟包覆在一層薄薄的組織膜裡面，稱為胸膜，這種組織膜同樣也存在於胸腔內部。有一層薄薄的液體，發揮潤滑劑的作用，讓肺臟可以順暢地活動，隨著一呼一吸的動作而膨脹起來、消扁下去。

◆胸廓

胸廓的形狀有如蜂窩，它包圍、保護著體內最重要的維生器官——心臟和肺臟，並且使胸部的骨架保持穩定。胸廓幾乎跟所有肋骨都互相連接，為每一根肋骨提供支撐力。人體總共有二十四根肋骨，每邊各十二根，連接著身體背面的脊椎與正面的胸骨。

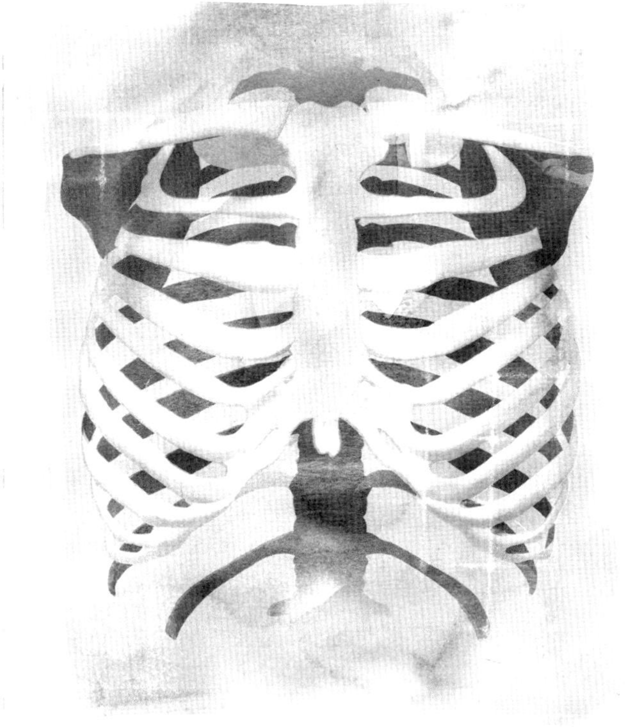

肋骨和脊椎是藉由胸椎關節串接起來，胸椎關節的巧妙設計讓它可以隨著每一次呼吸而自由活動。

有了這些可滑動的關節，整個胸廓便可以自在、輕鬆地活動。軟骨把身體正面的肋骨結合在一起，這些軟骨使得胸廓具有足夠的強度，同時又富有彈性，可以順應吸進來的空氣多寡而適當地活動。人體的肋骨生來就具備彈性和可活動性，因為它們必須讓內部的肺臟可以活動自如。

胸骨是一根長而扁的骨頭，垂立在胸腔正面的中央，大約長十五公分、寬二・五公分，呈垂直狀。它分為三個部分，功能是支持大多數的肋骨，並且保護氣管不受傷害。上方的七根肋骨直接與胸骨相連，接下來的三根肋骨則是藉由弧形的肋軟骨，附著在胸骨上。剩下的二根肋骨稱為漂浮肋骨，因為它們根本沒有跟胸骨連接在一起，而是「漂浮」著，附著在身體背部的脊椎上。

當身體運作順暢的時候，呼吸系統的肌肉和骨骼全部可以自由活動，彼此協調合作。如果身體內的肌肉過於緊繃，就會妨礙到直立、富有彈性，卻又微妙平衡的骨架結構。這種肌肉緊繃會讓胸腔周圍的部位變得僵化，妨礙到呼吸系統天生的運作設計，使得原本毫不費力的呼吸動作變得大為吃力。

覺察練習3

1. 把你的手輕輕放在胸廓的不同位置。
2. 觀察自己，當你吸入空氣、吐出空氣時，你覺得呼吸活動在胸廓的哪個部位最為明顯？

你也可以跟朋友、家人一起做這個練習，互相比較對方的結果，看看他們的感受是否跟你相同。

◆橫膈膜

許多人以為胸部的橫膈膜是控制呼吸的主要肌肉，理由是呼吸產生的身體晃動源自於身體軀幹中央，而橫膈膜正是位於軀幹的中央。不過事實並非如此，橫膈膜只是整個系統當中的一個部位而已。呼吸系統還有許多會活動的部位，因此應該一併加以考量。

當我們的呼吸方式很健康時，呼吸系統的所有肌肉會合作無間，互相協調。橫膈膜的角色是接收經由膈神經傳遞而來的大腦訊息，啟動呼吸的動作。如果我們的呼吸越來越無拘無束，協調性越來越高，橫膈膜可以活動的範圍也就越大。橫膈膜的活動範圍更大，呼吸也就更為自在，效能更好。

在所有的呼吸肌當中，就屬橫膈膜體積最大。它是富有彈性的肌肉，把上半身大致

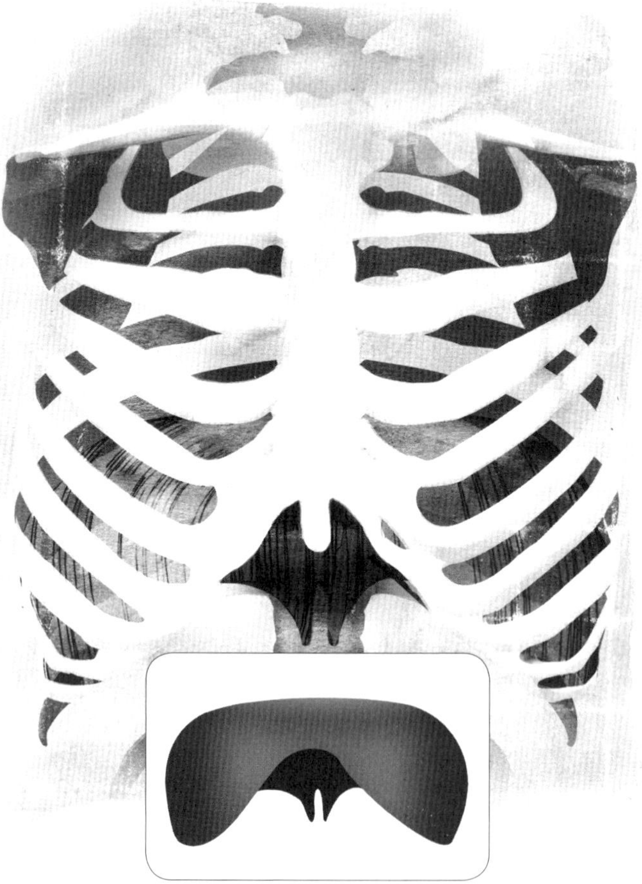

Point ▶ 呼吸原本是一項毫不費力的動作，可是身體的肌肉如果緊繃過度，呼吸就會吃力無比。

區分為兩個部分：橫膈膜以上是胸腔，容納了心臟和肺臟；橫膈膜以下是腹腔，容納了肝臟、胃臟、腎臟、小腸、大腸、胰腺、膽囊和脾臟。

橫膈肌的邊緣附著在它下方的肋骨和胸骨底部，這塊肌肉薄薄的，形狀並不規則，位於它上方和下方的內臟器官是什麼形狀，它便反映出同樣的形狀。橫膈膜經常被比擬成一片可升可降的地板，把軀幹上半部和下半部的器官分隔開來，而它的活動具有按摩這些器官的作用。

橫膈膜源自於腰椎的椎體。下一個練習有助於放鬆橫膈膜，習慣性淺呼吸的人會覺得這個練習很受用。

覺察練習4

1. 吐氣時，用牙齒發出嘶嘶的聲音。
2. 盡可能維持嘶嘶的聲音，越久越好，直到你覺得空氣已經全部吐盡了，但不要過於勉強。
3. 用力吐出最後剩餘的一點空氣。

這個練習有助於放鬆橫膈膜，而且你可能發現到了，之後的幾次呼吸中，你會吸入比平常更多的空氣。

橫膈膜的形狀和活動特性經常受到誤解，接下來的練習可以幫助我們了解橫膈膜究竟是怎麼活動的。

覺察練習5

1. 想像有一頂降落傘在風中飛翔，一下子飛得高，一下子飛得低。或者，想想水母在水中游泳前進的姿態。
2. 現在，想像你身體裡面的正中央也進行著相同的活動——當橫膈膜鼓起來的時候，它的形狀有如一座巨蛋體育場；當它下沉的時候，形狀就扁掉了。

花幾分鐘的時間，好好覺察這個時時存在的起伏活動。有一點很重要，請務必了解：吐氣時，橫膈膜會往上鼓起來；吸氣時，它會往下降。

橫膈膜不僅是一條強韌有力的肌肉，同時它也是可活動、富有彈性的。它之所以必須富有彈性，一方面是因為它上方和下方的器官各有不同的形狀，二方面是因為它必須因應肺臟體積的巨大變化。橫膈膜的活動是三度空間的活動，呼應著吸氣、吐氣的動作，這一點很重要，請務必要了解。橫膈膜的下降活動使得它在身體裡面往水平方向延展開來，對腹腔施加壓力，推動腹腔內的器官往下、往外移動。如此一來，橫膈膜造成胸腔擴張，肺臟因而得以膨脹，讓更多空氣進入體內。

呼吸的運作方式

呼吸活動是由身體的自律神經系統所調節。腦幹又稱為延髓，它裡面有呼吸中樞，持續不斷地監控著血液內的氧氣和二氧化碳濃度。這項工作不是在意識層面進行的，有個潛意識腦在幫我們控制呼吸。這些呼吸中樞的作用，在於確保血液內的氧氣和二氧化碳濃度時時保持平衡狀態。

如果氧氣和二氧化碳的比例失衡了，大腦便會透過膈神經把訊號傳給橫膈膜，通知橫膈膜加快呼吸的速度與深度，或是反過來把呼吸放慢，這種調節作用會讓二氧化碳對氧氣的濃度比例恢復正常，此時呼吸速度也就回到常態。

除此之外，肺臟和胸壁裡面有許多伸展受器，持續監控著這些器官的伸展程度。萬一肺臟或是胸腔周圍的肌肉伸展得太多，變得過於平坦，受器就會傳送訊號給呼吸中樞，以便吐出氣體，把呼吸克制下來，免得對肺臟造成傷害。接著我們來看看，在吸氣和吐氣的時候，到底發生了哪些事情？

◆吸氣

肺臟裝在一個囊裡面，這個囊稱為「胸膜」，它具有足夠的彈性，讓海綿般的肺臟可以順利膨脹、收縮。把橫膈膜的運作方式重新回想一遍，你對呼吸機制的了解就會再深入一些。

吸氣的時候，橫膈膜收縮起來，這時候它會下降，推擠它下方的腹腔器官。胸腔的體積變化造成胸膜內部出現部分真空，此時外面的空氣會立刻迅速流入體內，填補這部分的真空。同一時間，肋骨會向上、往外移動，為膨脹起來的肺臟創造更多空間。

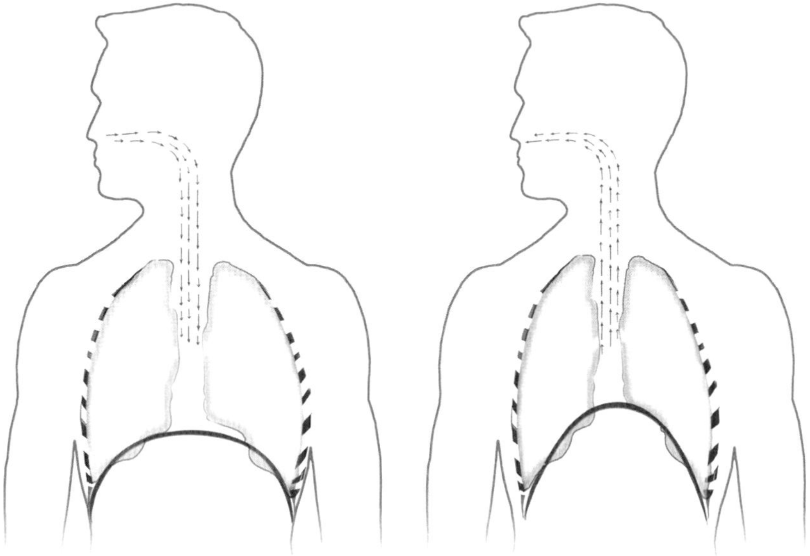

吸氣　　吐氣

容積增加 （意味著壓力降低）	容積減少 （意味著壓力升高）
肋骨向上、往外移動	肋骨往下降
橫膈膜變得平坦	橫膈膜往上鼓起
胸腔的容積增加了	胸腔的容積減少了

◆吐氣

在呼吸的這個階段，空氣會從肺臟排出。吐氣時，橫膈膜會鬆弛下來，向上移動，造成胸腔內部的氣壓跟外界的氣壓出現差距。簡而言之，這條呼吸肌改變了胸腔的體積，交替製造出低壓和高壓的區域，使得空氣被灌入或是排出肺臟。當橫膈膜隨著吐氣而鬆弛時，它的形狀變得如同一座圓頂巨蛋；與此同時，肋骨也往下、往內移動，造成胸腔的形狀改變，於是胸腔本身和胸膜內部的空間都縮小了。在這個階段中，空氣快速從肺臟排出，以便體內的氣壓跟外界的氣壓平衡起來。

以上所說的一切都是自動發生的，完全不勞我們費神去呼吸，這一點很重要，請務必要了解。當橫膈膜、肺臟、腹腔、胸腔周圍的所有肌肉全部運作得很和諧時，呼吸便可以達到最佳效能。

這個過程好比打開一個平坦的紙袋。當你一打開袋子，空氣會立刻灌入剛剛被你創造出來的空間；反過來說，當你把袋子壓平，空氣就被擠出去了。在呼吸的過程中，我們完全不需要費任何心思去處理這件事。

人體的呼吸會根據當事人正在從事的活動而發生變化。當我們處於休息狀態時，橫膈膜的活動幅度是最小的，其他的呼吸肌也都如此。不過，當我們做運動的時候，橫膈膜和呼吸肌的活動幅度會跟著提高，以便因應肺臟需要吸納更多空氣——動態活動的耗氧量比靜態活動更大。全部的呼吸肌都必須加倍工作，幫助橫膈膜往上移動，這有助於清空肺部的空氣，好讓新鮮的氧氣趕快進來。

說起來，空氣交換的過程其實並不需要費力。空氣從外界被送進肺臟之後，它順著氣管往下流動，進入肺臟裡面的支氣管。先前曾經說過，這些管子一再分叉成細小的通道，稱為細支氣管。細支氣管裡面有成排的纖毛，那是毛髮般的微小細胞，會隨著呼吸而活動，幫助肺臟排出黏液。細支氣管的終點是形狀有如氣球的微小氣囊，稱為肺泡。人體擁有超過三億個肺泡，包覆在微血管所形成的網子裡面，這便是氧氣和二氧化碳進行交換的地方。

肺泡會隨著呼吸的進行而膨脹、收縮。我們吸入的空氣含有氧氣，氧氣在肺泡擴散開來，穿透肺泡壁和鄰近的微血管，進入紅血球

Point ▶ 身體會以自然的方式去吸氣、吐氣，我們不應該加以妨礙。

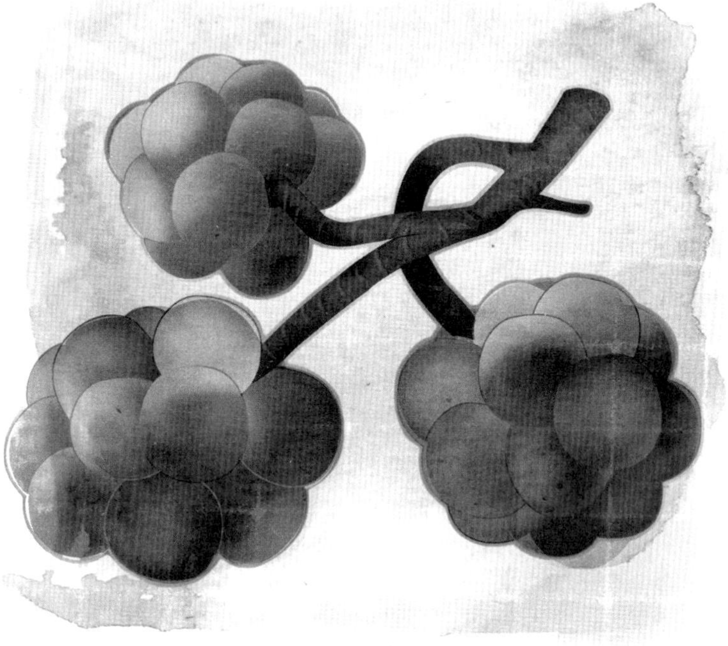

裡面。血液吸收了氧氣之後，流出肺臟，接著再流向心臟。心臟的搏動把富含氧氣的血液輸送到全身上下，於是氧氣被攜帶到各個器官、各個組織的每一個細胞。細胞把氧氣用掉之後，會製造出二氧化碳，這是細胞氧化的副產品。血液會把二氧化碳吸收回去，送到肺臟，吐出體外。

◆呼吸是上天所賜的禮物

關於呼吸這件事，最重要的一點是：身體會以自然方式去吸氣、吐氣，我們不應該加以妨礙。呼吸的整個過程是天生就有的，完全不需要費一丁點力氣，我們不必刻意用任何方式去吸氣、吐氣、吹氣或憋氣。事實上，連「喘」一下下都是沒必要的。呼吸有時候長一些，有時候短一些——實在不必由我們去做決定。

我們唯一應該做的，便是開始覺察自己身上有哪些習慣會妨礙到呼吸，然後把那些習慣改掉。我們只需要把一件事好好放在心上：呼吸是來自生命的賜予，我們應該善納每一口呼吸，把呼吸視為生命之能送給我們的禮物——以感恩的心，接受每一口呼吸。

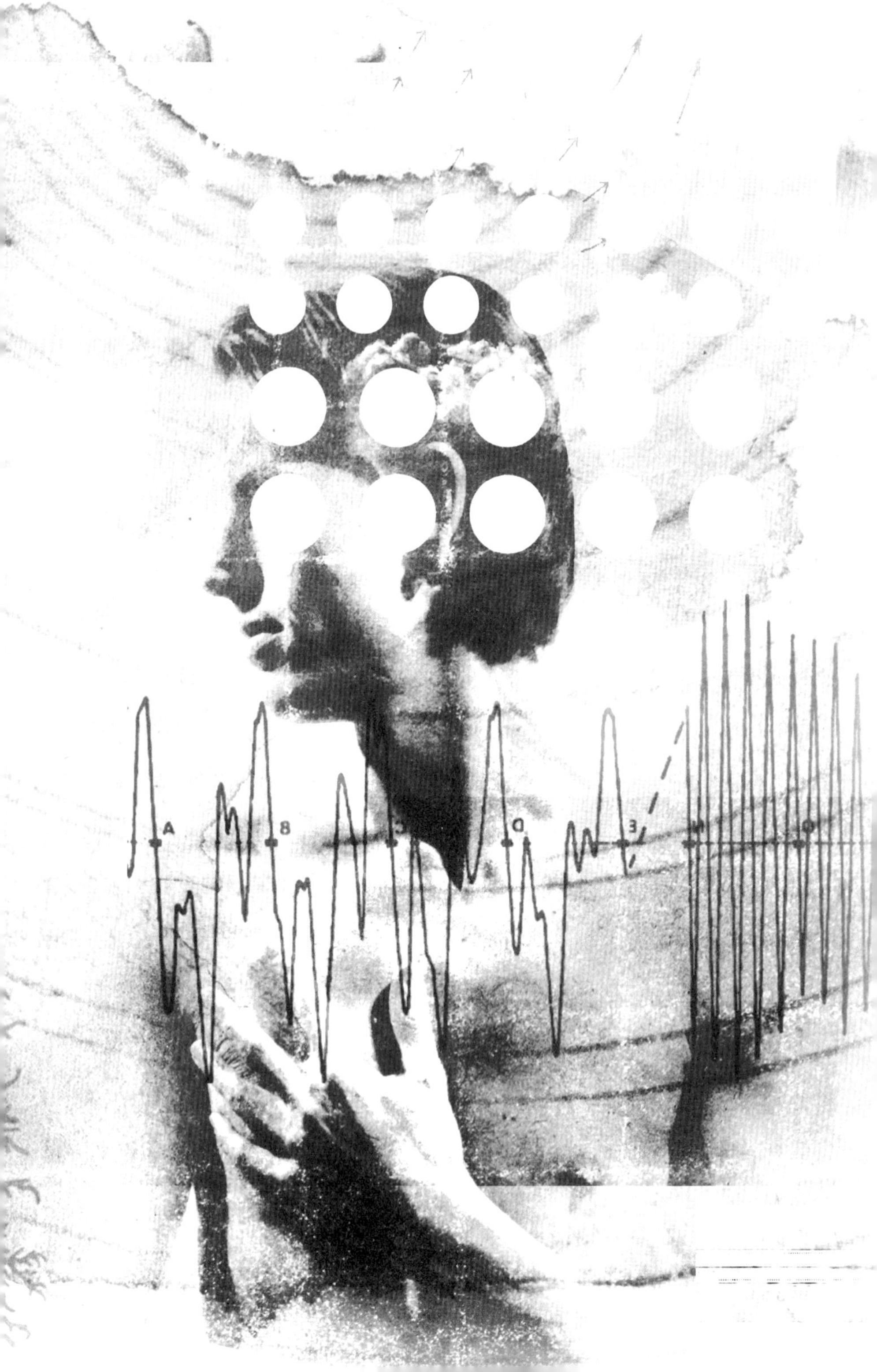

第三章

❖

呼吸大師

我從來沒說過我發現什麼全新的呼吸法，只不過，我認識到唯一而真實的方法——自然的呼吸法。

——馬蒂亞斯．亞歷山大

亞歷山大的故事

在呼吸的領域裡，有一位領先群倫的人物，他了解呼吸，致力於提升呼吸的藝術。這個人堪稱是人中先鋒，他的名字是佛德列克・馬蒂亞斯・亞歷山大（Frederick Matthias Alexander）。

一八〇〇年代晚期，亞歷山大本人在發聲和呼吸方面遇上困難，因而發展出一套和諧的呼吸法。他在數年之內，研發出一套技術，幫助人們矯正有害的呼吸方式和姿勢習慣，讓人們改用比較自在、廣闊的方式去過生活。我們先來看看亞歷山大如何克服自己的發聲障礙和呼吸問題，這對於了解他的方法會很有幫助。不論以何種標準來看，他的故事實在是離奇得不得了。

一八六九年，亞歷山大出生在澳洲的塔斯馬尼亞省（Tasmania），屬於蘇格蘭人和愛爾蘭人的混血後代。他是個早產兒，打從出生的第一天開始，就因為呼吸問題而飽受病苦。由於健康狀況不佳，他年紀很小的時候就輟學了。每到傍晚時分，當地學校的老師便一對一教他讀書。年紀稍長之後，亞歷山大對戲劇產生愛好，二十歲那一年，他旅行到墨爾本去，花了三個月的時間上劇院、音樂廳和藝廊。第三個月快結束時，他決心接受訓練，想要成為一名演員和朗誦家。

◆為聲音而擔憂

亞歷山大留在墨爾本接受演員訓練，不久便聲名大噪，成為首席朗誦家。他持續努力不斷，組織了個人專屬的劇團，專門進行莎士比亞的單人朗誦。隨著表演博得好評，亞歷山大簽訂的合約越來越多，觀眾群越來越廣，演出的劇院也持續增加。然而，在沒有麥克風或其他輔助設備的情況下，他的聲音逐漸緊縮起來。一段時間之後，他的呼吸變得明顯可聞，每每表演才進行到一半，嗓子就沙啞了。

他向許多人求助，包括醫生和聲音訓練師，他們開藥方給他、教他做發聲練習，可是那些方法很快就失效了，他的聲音繼續惡化下去，直到有一天，亞歷山大幾乎無法完成朗誦。他心裡的擔憂與日俱增，因為他認知到這個問題對他的表演生涯已經構成了威脅。

Point ▶ 亞歷山大幫助人們矯正有害的呼吸方式和姿勢習慣，讓人們改用比較自在、廣闊的方式去過生活。

亞歷山大的絕望越來越深，他再度去就醫。醫生重新檢查他的喉嚨之後，確定他的聲帶一直繃得太緊了，於是要他完全停止發聲，休息兩個星期的時間。亞歷山大決心孤注一擲，在接下來的兩個星期盡量少說話。當他進行下一場表演時，剛開始他高興不已，因為他發現沙啞的情況完全消失了，他的聲音聽起來清亮無比，彷彿水晶一般。不過表演到一半的時候，沙啞的情況又捲土重來了，而且比之前更加糟糕。到了傍晚結束時，情況嚴重到他幾乎發不出聲音來。

隔天，他又回去看醫生，跟醫生報告聲音沙啞的狀況。醫生認為自己推薦的方法有點效果，於是建議亞歷山大繼續照他教的方法去做。可是亞歷山大拒絕了，他抗議說他完全遵照醫生的指示，做了整整兩個星期，可是同樣的問題卻在一小時之內又回來了，可見遵照醫生的囑咐根本沒有持久的效果。

他向醫生提出分析：如果他的聲音在剛開始朗誦的時候很完美，到了表演快結束的時候卻糟糕透頂，那麼問題一定是出在他表演過程中所做的事情。醫生仔細思考了一番，同意事情必定如他所分析的那樣，於是，亞歷山大請醫生告訴他，造成沙啞的原因可能是什麼？醫生坦承他並不知道。亞歷山大走出診所之後，決心找出答案來自救。

◆自我發現

亞歷山大走上自我發現之旅，這趟旅程不只讓他為自己的發聲和呼吸問題找到解答，最終也帶領他深入了解姿勢和呼吸的關係，重新獲得一番認識。他終於明白，原來許多人在不知不覺之間，嚴重地妨礙了自己體內與生俱來的活動、協調和呼吸，當代文明的許多苦頭就是由這個原因釀成的。

在當時，人們把亞歷山大的發現看得太輕了，不過我們可以說，他的發現是二十世紀的偉大建樹之一。你將會看到，亞歷山大的故事有如一本懸疑小說，他的天才之處在於這項洞見：不知不覺之間，他自己成了引發麻煩的始作俑者。不屈不撓的他，總算發掘出事實，證明問題的癥結就在他自己的身上，而且，他還找到了治療方法。

亞歷山大剛開始探究原因時，他只有兩條線索可以下手：

- 他表演時的朗誦動作引發出聲音沙啞和呼吸困難的狀況，結果導致他發不出聲音。
- 當他用正常的方式說話時，聲音並不會出現沙啞的情況。

循著簡單但合乎邏輯的步驟，亞歷山大推論：如果一般的交談不會造成他無法發聲或是呼吸窘迫，而上台朗誦卻會，那麼當他正常說話跟上台表演的時候，一定是使用了兩種不同的發聲方式；只要他找出兩者之間的差異，那麼，或許他只要調整朗誦時的發聲方式，便可以解決問題了。

他利用一面鏡子來觀察自己用正常聲音說話的模樣，以及進行朗誦表演的模樣，希望能看出到底哪裡不一樣。他詳細檢視自己正常說話的樣子，可是並沒有看出哪裡不對勁，或是有什麼不自然。然而，當他開始朗誦時，他很快地注意到有幾項變化：

- 他傾向於把頭往後拉、向下壓，使出相當程度的力量，讓頭顱往下壓迫到脊椎。
- 同時，他把喉頭壓低（喉頭也就是喉腔，聲帶就位於那裡）。
- 此外，他開始用嘴巴吸氣，因而製造出喘氣的聲音。

在此之前，亞歷山大從來沒意識到他竟然有這些習慣！當他回到正常的說話聲音時，他看到同樣的傾向依然存在，只不過程度輕微許多，因此先前他一直低估了這些傾向，而這也正是他正常說話時，聲音不至於沙啞的原因。

突破了這一點之後，他回到鏡子前面，懷著全新的熱情，一次又一次的朗誦，看看能不能再找出更多線索。很快地，他又注意到，當他朗讀一大段文字時，便會過度苛求自己的聲音，結果造成前面所說的三種情況變得更為嚴重。這證實了他之前的臆測，他朗誦的方式跟聲音緊縮絕對脫不了關係。

◆因與果

亞歷山大遇到的第二個絆腳石是，他不確定這些殘害他聲音的習慣究竟是怎麼來的。進一步實驗之後，他發現自己呼吸時，會忍不住用嘴巴吸氣，也會忍不住對喉頭施加壓力，不過他可以把緊繃的肌肉放鬆到一定的程度，以免頭顱又仰起來。亞歷山大繼續在鏡子前面進行實驗，他很快又發現到，當他刻意讓頭顱不要往後仰，以免壓迫到脊椎時，沙啞的情況便減輕了。

他再度去看醫生，醫生為他檢查之後表示，整體而言，他的喉嚨和聲帶已經明顯好轉了。這下子，他得到肯定的證據，他朗誦的方式就是造成他失聲的原因。這個發現讓亞歷山大深獲鼓舞，他心想，要是他能改變朗誦的方式，失聲的問題就迎刃而解了。

◆不可靠的感官覺知

亞歷山大相信他終於找出問題的癥結點了，他繼續進行實驗，看看能不能讓聲帶的狀況進一步好轉。有一次，他試著讓頭顱不要往後仰，而是往前固定住，可是他很驚訝地發現，即便是如此，他的喉頭還是被壓低了，情況跟以前並沒有兩樣。

為了解開這個謎團，他又找來兩面鏡子，放置在第一面鏡子的左右兩側。亞歷山大再度照鏡子自我觀察，這時他清清楚楚地看到，其實他還是把頭顱往後仰，擠壓到脊椎上，而且後仰的角度甚至比以前更大。此時此刻他才發現，其實他的動作正好跟他的想法背道而馳，他把這種現象稱為「錯誤的感官覺知」。

換句話說，如果他想要精確地知道自己到底做了什麼動作，光是

Point ▶ 亞歷山大發現，他朗誦的方式跟聲音緊縮絕對脫不了關係。

依靠感官的覺知是不夠的。起初，他以為這是他個人的特殊癖好而已，不過後來當他開始把技巧傳授給別人時，他發覺幾乎人人身上都有感官覺知錯誤的現象。

在很短的時間內，亞歷山大開始注意到一件事：把頭顱往後仰、往下壓的習慣不僅會對喉頭施加壓力，同時也會讓全身上下承受到各種程度的緊繃和壓力。從鏡子裡，他看到他自己不僅仰起頭，同時也抬高胸膛、彎曲背部、把骨盆往前推、用力繃緊腿部的肌肉，甚至連腳掌都牢牢地抓住地板。一個仰頭的動作，影響到他全身的姿勢和平衡，也影響了他的呼吸。

亞歷山大茅塞頓開！原來他腿部和腳掌的所有肌肉之所以會繃緊，跟他脖子的肌肉會繃緊的原因一樣，都是源自於同一個習慣。過去幾年來，用腳掌抓住地板的動作已經成為他根深蒂固的習慣，他完全沒有覺察到自己竟然有這樣的動作。

起初，他發現要是他試圖打破這些習慣，朗誦表演就會中斷，無法接續下去；而且，無論他如何努力改變朗誦方式，肌肉都會越繃越緊，結果反而更糟。亞歷山大發覺自己陷入僵局：他需要知道自己的身體做出什麼樣的動作，可是卻又不能信賴身體感官所提供的訊息，因為先前的經驗已經讓他學乖了，身體的動覺根本是不可靠的。

◆意識的引導

基於前面所說的種種經驗，亞歷山大不禁質疑：當他朗誦的時候，他的意識是如何引導身體做動作的？他領悟到，以前他並沒有想過應該怎麼使用身體才好，純粹是讓習慣牽著走，因為他覺得那樣比較「對勁」。因此，他嘗試別種策略：先在心裡假想把頭顱往前拉，接著實際做出把頭顱往前拉的動作，以便對照兩者的效果。結果他發現，僅是在心裡想著頭顱的方向，就足以帶來改變。

雖然亞歷山大已經成功一大步了，不過他發覺自己依然多多少少會把頭往後仰。於是，他著手探究所有的可能因素。一段時間之後，他看到自己在開口朗誦之前，可以成功地把頭顱引導到正確的方向上，可是接下來立刻又會故態復萌，把頭顱往後仰，造成全身肌肉緊繃。他明白過來了，每到要朗誦的時候，他就落入「目標導向」的陷阱，結果，「動作要做對」的念頭使得他脖子上的肌肉緊繃起來。對於這樣的傾向，亞歷山大的解釋是：他過度專注在目標上，卻沒有顧慮到達成目標的方法。他的下一項挑戰，就是想辦法讓自己不要那麼執著於目標。

他決定把開口說話跟開口朗誦當成兩回事，在這兩者之間留下一些空檔給自己。這個過程被他命名為「克制」(inhibition)。他利用這個片刻的空檔來實行引導技巧，讓自己提防頭顱往後仰的老毛病，然後加以改變。他構想出一些原則和技巧，主要包括了覺察、打破有害的習慣，以及自由選擇。今天我們所知道的「亞歷山大技巧」，正是以這些原則和技巧為基礎。透過勤奮的練習，他不只擺脫了原本危及職業生涯的不良習慣，連從小就折磨著他、一再復發的呼吸問題，也一併從此根除了。

◆聲名逐漸傳播

亞歷山大回歸舞台之後，許多同樣從事表演活動、深感同苦的演員前來向他求助，於是他開始傳授他的獨門技巧。「有個演員自己把發聲問題和呼吸障礙治好了！」這條新聞如同野火燎原一般，向四面八方傳播開來。醫生開始把一些病患轉介給亞歷山大，因為他治好了各種病症，名氣無人不知、無人不曉。

亞歷山大透過溫和的手勢引導和口頭解說來傳授他的技巧，幫助

Point ▶ 「有個演員自己把發聲問題和呼吸障礙治好了！」這條新聞如同野火燎原一般，向四面八方傳播開來。

許多人改掉有害的習慣，而那些習慣正是病症的源頭。起初，亞歷山大的方法只用在呼吸和發聲有困難的人身上，短時間之內，他就揚名天下，被奉為「呼吸大師」。很快地，醫生開始把各式各樣的病人交到他手上──只要是醫生治不了的，通通都推給他。於是，亞歷山大開始幫助那些被醫學專家視為藥石罔效的人。

眾多醫生之中，有一位是史都華．麥凱（J. W. Stewart McKay）。他看出亞歷山大所做的事情大有可為，便鼓吹亞歷山大前往倫敦，好讓更多人認識他的技巧。一九〇四年的春天，亞歷山大搭上開往倫敦的船，在同一年下船登岸。他在維多利亞街成立一個診所，後來在倫敦中央的阿什利廣場（Ashley Place）成立了另一個診所。亞歷山大在倫敦幫助了許多人，直到一九五五年十月過世。

今日的亞歷山大技巧

時至今日，亞歷山大技巧已經傳遍世界各地，廣為人知。全世界有三十多個國家、數以千計的亞歷山大技巧老師，他們在各種健康領域以這套方法幫助人們。目前，這套技巧主要被認為用於改善姿勢、消除背痛、舒緩壓力，然而就改善呼吸這個層面而言，這套技巧的價值依然很高，跟一九〇〇年代相比，可說毫不遜色。

當你讀到第六章的亞歷山大原理時，便會明白此言不虛。事實上，當人們運用這套技巧來改善姿勢、舒緩肌肉緊繃時，連呼吸也一併獲得改善了，反之亦然。事實告訴我們，姿勢、疼痛、壓力、呼吸是息息相關的，彼此互有牽連。

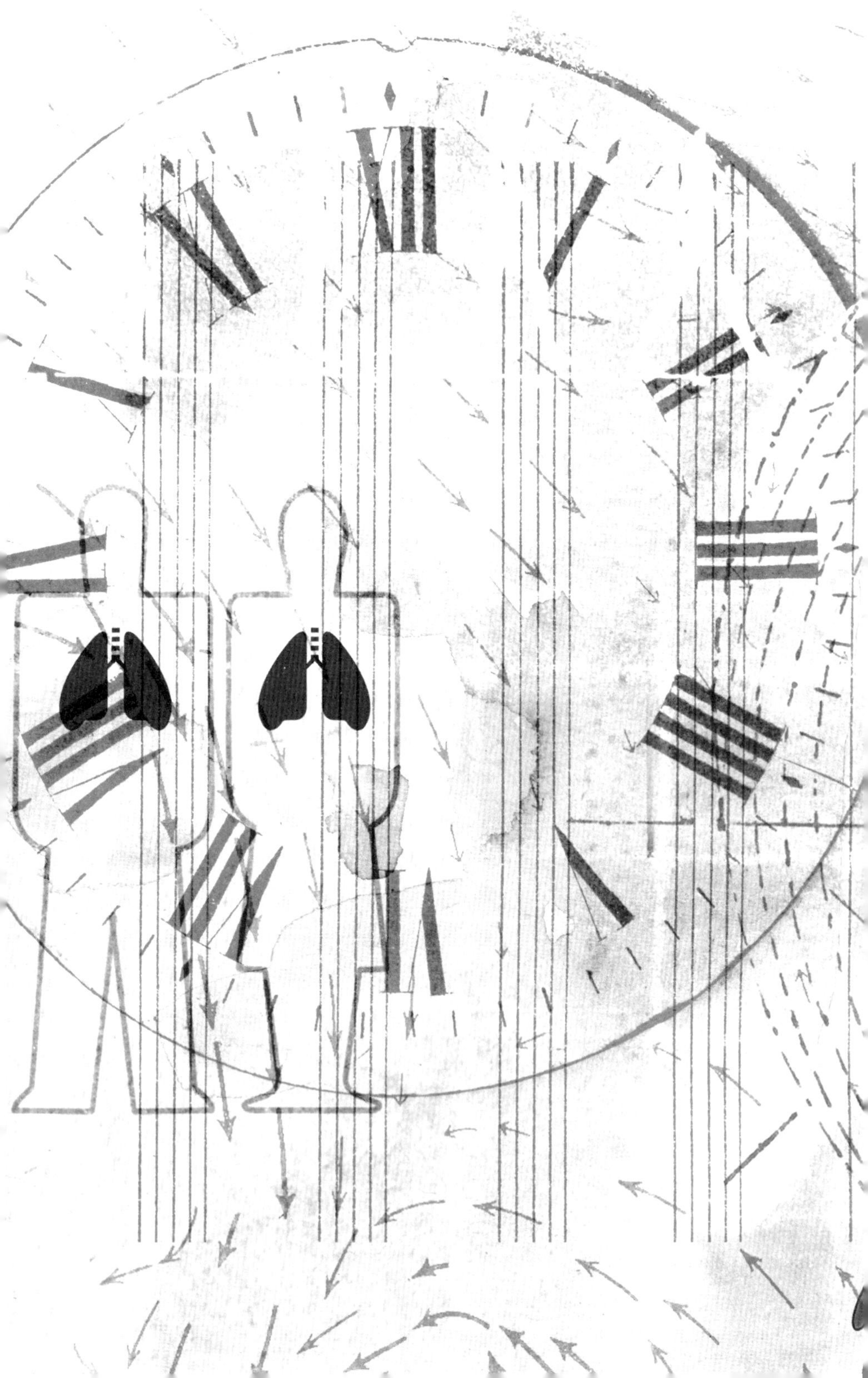

第四章

❖

習慣和誤解

有兩樣東西是沒有極限的，一是宇宙，二是人類的愚蠢。說到宇宙，我並沒有多少把握。

——亞伯特．愛因斯坦（Albert Einstein）

呼吸與生活壓力

人人一生下來，自然就會呼吸，而且不需要費一丁點力氣。五歲以下的小孩大多能輕鬆地呼吸，無論是嬰兒沉睡時的安穩呼吸，或是兒童因為玩遊戲、發現新鮮事而激動萬分的呼吸，都是輕鬆不費力的。仔細聽聽小孩的呼吸聲，你會發現他們身上很少出現大人那種吃力、過度緊繃的呼吸。

在今日的世界裡，我們必須面對許多強大的壓力，以至於無法安心處於眼前的時刻，身心難以平靜。不良的呼吸模式可能來自於多種原因，包括疾病（例如氣喘），以及環境污染、工作壓力、學業壓力、肌肉疼痛、筋骨創傷、情緒緊繃等等。

在生活壓力的逼迫之下，人活得越長久，呼吸所承受的包袱也越沉重，使得天生而來的呼吸韻律被打亂了，取而代之的，是人們為了面對生活挑戰所養成的不良呼吸習慣。即使人們覺察到自己有不良的習慣，也試著去改善呼吸方式，然而，許多人接觸到的呼吸建議卻往往大有問題，導致人們採取新的呼吸方式之後，結果卻適得其反，比從前更糟。首先，我們必須確定目標：不是要把呼吸的動作做得很正確，而是要讓呼吸系統可以不受妨礙地運作（這一點前面已經提過），以便重新回歸天生而來的呼吸韻律。亞歷山大說：「停止錯誤的做法，正確的方法自然會開始運作。」就呼吸這件事情而言，此話真是再精確不過了。

九個對呼吸的常見誤解

第三章曾經提過，亞歷山大發覺到，對於姿勢、呼吸、朗誦這些方面，他的許多想法其實都是有誤的，他稱之為「錯誤的感官覺知」。起初，他認為這些想法只不過是他個人的癖好而已。不過，當他開始幫助別人之後，他才明白幾乎人人皆是如此。

以下列出人們對於呼吸的普遍誤解，之後會針對這些誤解做更進一步的探究：

- 肺臟是個小小的器官，位於身體的中央。
- 鼻腔裡面的通道是朝上的。
- 憋氣可以強化呼吸肌。

- 深呼吸有助於改善呼吸。
- 使用輔助呼吸肌有益健康。
- 腹式呼吸是正確的呼吸法。
- 練習腹式呼吸可以改善呼吸的整體狀況。
- 呼吸時，胸膛的上半部最好不要有起伏，大部分呼吸活動應該發生在腹部才對。
- 進行下一次吸氣之前，最好先把肺臟的空氣徹底排乾淨。

✘ 誤解一：肺臟是個小小的器官，位於身體的中央

談論肺臟的實際大小、形狀、位置之前，我們可以先做做下面的練習：

覺察練習6

把左頁的圖片影印下來，或是模仿這張圖片畫出身體的輪廓，然後根據你心裡的想法，畫出肺臟的形狀、大小和位置。

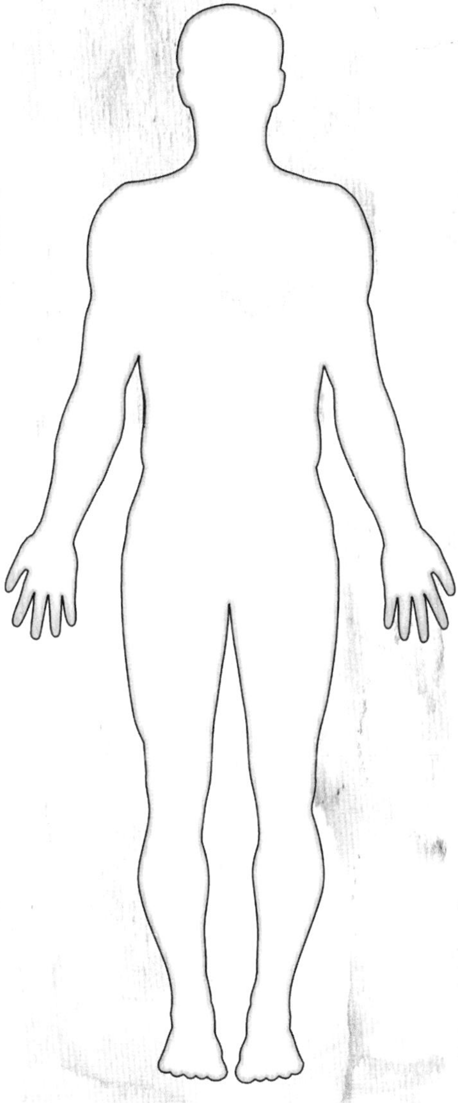

許多人對於肺臟的大小和位置缺乏正確的感知，他們所想的跟事實差距相當遠。成人的肺臟大小變化很大，視性別、身高和姿勢而定。

多數人身上的肺臟長度介於二十五至三十五公分之間，最寬的地方大約有十至十五公分。肺臟的形狀像是切掉頂部的橢圓形，類似橄欖球的形狀，不過比橄欖球小一些、窄一些，重量一般是〇．九至一．四公斤重。

在左頁的X光片中，你可以看到兩側肺臟的實際大小和位置。你所畫的圖跟這張X光片比起來，有沒有什麼不同呢？

肺臟的頂部延伸到鎖骨上方，當你吸氣吸到飽的時候，肺臟的底部幾乎會延伸到肋骨的下緣。

✘ 誤解二：鼻腔裡面的通道是朝上的

鼻腔裡面的通道到底是什麼樣的？先來做做下面這個練習，有助於你建立正確的認知。

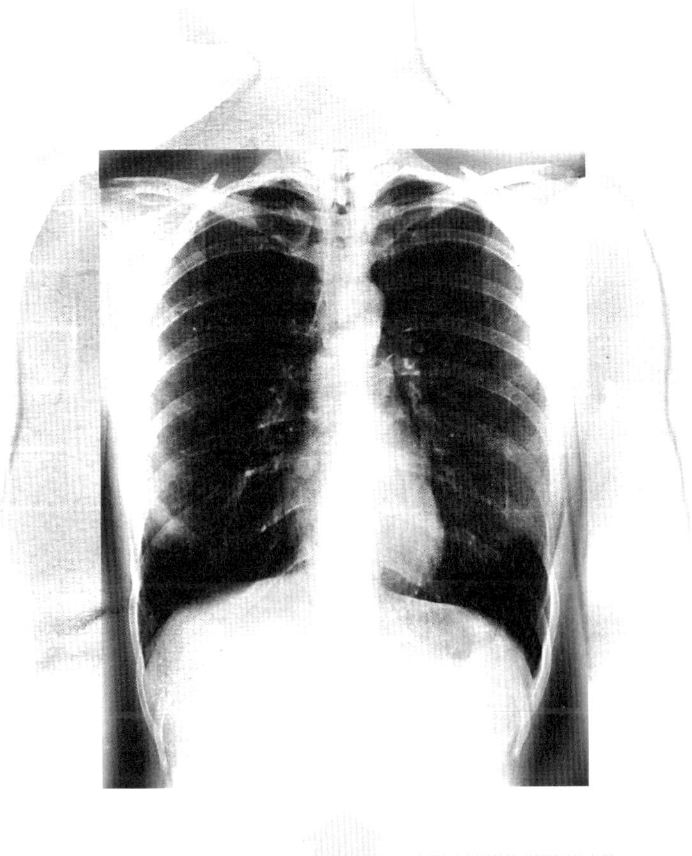

覺察練習6的解答

肺臟在身體內的實際大小和位置

覺察練習7

把下面的圖片影印下來，或是照著這張圖片畫出頭部的輪廓。

根據你的想法，空氣經過鼻腔通道，而後進入氣管的路線是怎麼走的呢？請在下面的圖上畫一道箭頭，把你所認為的路線標示出來。

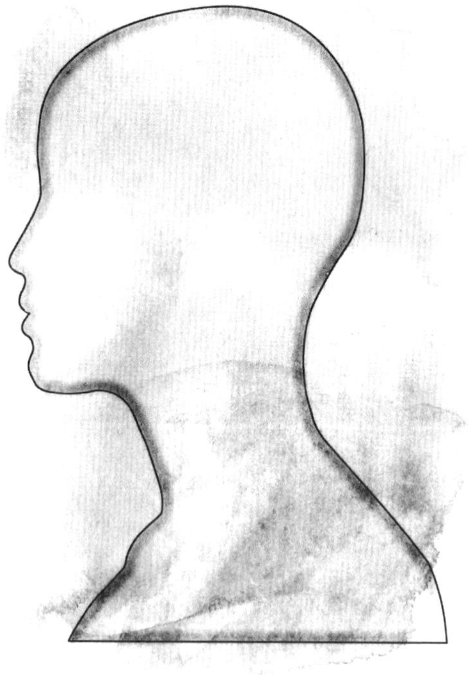

人們普遍認為空氣進入鼻腔的路線是朝上的，事實卻不是如此。其實，空氣是循著水平的方向前進。現在，試試下面的練習：

覺察練習 8

1. 一邊想像空氣往上進入你的鼻腔，一邊呼吸。這個動作說來很簡單，實際去做的時候，你有沒有覺得必須費力而感到緊繃呢？
2. 這回吸氣時，想像空氣經由水平路線進入你的鼻腔。有沒有覺得輕鬆許多了呢？這種吸氣的方法不會造成任何緊繃感。

翻到下一頁的圖片，你便會看到，鼻腔的通道大部分是水平的。

✘ 誤解三：憋氣可以強化呼吸肌

憋氣是很常見的呼吸練習，這個方法源自於古代的瑜珈傳統，修行人把憋氣視為調和身體的步驟之一。時至今日，從游泳健將到歌手，許多人的練習項目也包括憋氣在內，他們誤以為這樣做可以改善呼吸方式，或是增強呼吸肌。事實上，憋氣會使呼吸系統變得衰弱，反而達不到強化的效果。每個人偶爾都會憋氣，那是面對壓力時的自然反應，看看表演者、演說者在準備過程或上臺前的緊張模樣，便可以明白這一點。

1 鼻腔通道　　3 喉頭

2 咽頭　　4 氣管

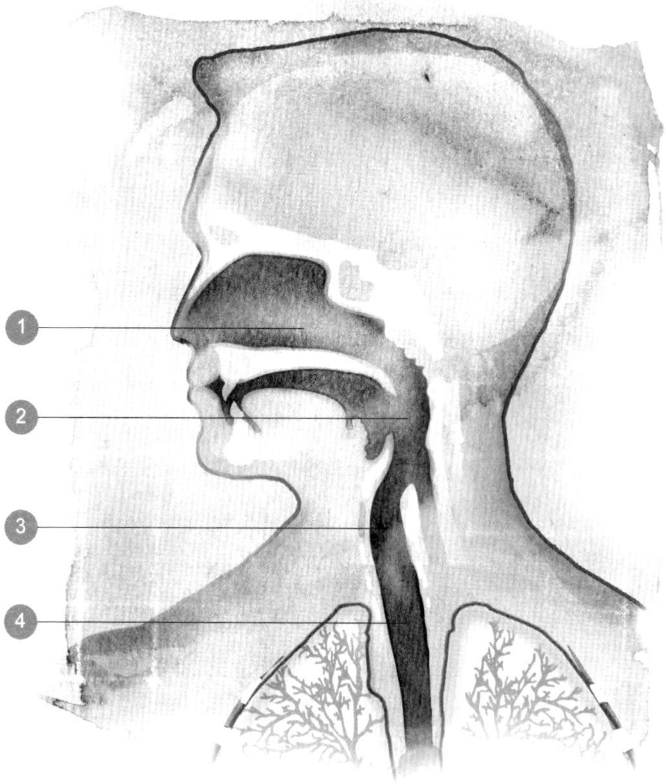

察覺練習8的解答

請注意看清楚，空氣所走的
通道，有一大段是水平的。

當我們預期會碰上令人不舒服的事情，或者突然遇上意料之外的事，就會把氣憋住——下回看驚悚片或恐怖片時，留意一下你的呼吸有什麼變化？一個人如果經常憋氣，次數多到養成了習慣，那是有危險的，日後很可能無緣無故就開始憋住呼吸。

覺察練習 9

1. 舉起一把餐椅，然後放下來，或者，伸直你的雙手去碰觸高處的東西。做這些動作的同時，請留意觀察你自己的呼吸。
2. 問問你自己：「剛剛做動作的過程中，我有沒有在哪個時候把呼吸憋住了？」

如果你的回答是呼吸有憋住了，那麼，請把動作重做一次，看看這回能不能從頭到尾都呼吸得很平緩？

憋住呼吸會讓體內的二氧化碳增加。對神經系統而言，二氧化碳是一種壓力來源，這一點已經獲得了證實。二氧化碳也會打亂呼吸的自然韻律，讓呼吸系統的肌肉緊繃起來，也會讓肺臟、肋骨和橫膈膜的自由活動受到束縛。如果你觀察到某個人正在憋氣，你就知道他面臨到壓力了。

覺察練習10

1. 到戶外去走一走，讓你自己盡可能呼吸得自由自在。
2. 一兩分鐘之後，把呼吸憋住，走個幾步。

有沒有感覺到你走路的方式改變了呢？例如，步伐的距離有沒有改變了？腳步有沒有變得比較沉重？手臂能不能自在地擺動？

✘ 誤解四：深呼吸有助於改善呼吸

如果你刻意把氣吸得很深，你的頭顱可能會被往後拉，背部也會彎曲起來，如此一來，胸腔和胸廓的肌肉全被繃緊了。這樣做非但沒有好處，反而妨礙了肋骨、肺臟和橫膈膜的自然活動。毫無疑問地，肌肉過度緊繃絕對是自然呼吸的大敵，會破壞呼吸的和諧性。無論你刻意用什麼方式去改善呼吸，結果可能都會適得其反。

試著做下面的練習，你便能親自體驗出來，如果你想要自由自在地呼吸，過度緊繃是一無是處的。

覺察練習11

1. 把你的注意力放在胸廓周圍的區域，包括胸廓的正面和背面。
2. 接下來，做四到五次深呼吸。

有沒有注意到什麼呢？當你做這個練習時，有沒有察覺到身上出現一股緊繃感？

你可能感受到胸腔和肋骨的活動增加了，問題是，你並沒有因此而感到舒適、自在。如果有人做呼吸練習的方式是按照一定的規律去深呼吸，這無異是在自找麻煩，因為這麼做，他們所使用的肌肉會越繃越緊，結果反而造成呼吸被限制住，讓事情比原先更糟糕。

✘ 誤解五：使用輔助呼吸肌有益健康

當呼吸系統是以天生自然的方式運作時，身體一點也不會感到費力，肺臟自會安靜地充氣、排氣，根本不勞你動念去呼吸。然而，明明沒必要，卻刻意使用肌肉去呼吸的人，會把自己身上天生而來的呼吸活動破壞掉。他們認為，為了讓足夠的空氣進入肺部，應該要用力呼吸才對。其實，這些人是在過度操用輔助呼吸肌，只不過這樣的做法讓他們感覺自己呼吸得比較深而已。

輔助肌主要分布於胸腔、脖子和肩膀，包括下面幾種肌肉在內：

- 斜角肌：作用是抬起最上方的兩根肋骨。
- 胸鎖乳突肌：作用是抬起胸骨。
- 斜方肌：作用是藉由提起肩膀與肩胛骨而抬起胸廓。
- 鼻翼：作用是張開鼻孔。

過度操用輔助肌的害處跟深度呼吸的害處非常相似。雖然我們可以過度操用這些肌肉來吸氣、吐氣，不過這種做法的唯一效果是促使人們養成淺呼吸的習慣。用這種方法呼吸的人，當橫膈膜下降的時候，他們傾向於把胸腔往上抬；當橫膈膜上升的時候，他們卻把身體往下拉。這種呼吸法有時稱為「反常呼吸」，因為它跟自然呼吸的運作方式恰好相反，會危害健康。

第二章曾經談過，吸氣的時候，橫膈膜會下降，使肺臟內部呈現真空狀態，讓氧氣進入，填滿肺臟；吐氣的時候，橫膈膜會上升，形狀有如一座圓頂體育場，把空氣從肺臟壓縮出去。接下來的練習可以幫助你釐清你的呼吸是正常或反常的。

覺察練習12

1. 在吐氣的同時，把身體坐到椅子上。
2. 在吸氣的同時，把胸腔抬起來。

上面的做法讓你感覺很正常嗎？如果是的話，你的呼吸很可能就是反常呼吸。或者，你覺得上面的做法並沒有改善你的呼吸，反而造成干擾了？

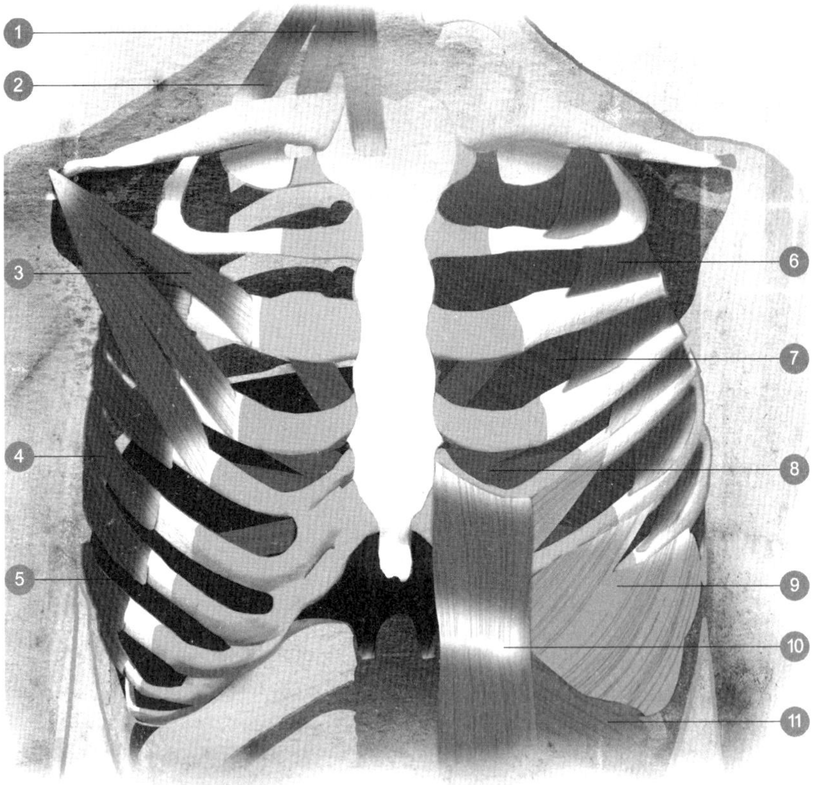

1 胸鎖乳突肌
2 斜角肌
3 胸小肌
4 前鋸肌
5 橫膈膜
6 肋間外肌
7 肋間內肌
8 胸橫肌
9 外斜肌
10 腹直肌
11 內斜肌

覺察練習13

1. 現在，試試相反的做法。當你吐氣的時候，一邊想像橫膈膜的圓頂在你的胸廓裡面往上頂。也就是說，你的身體隨著吐氣的動作而伸長了。
2. 當你吸氣的時候，一邊想像橫膈膜往下沉，在胸廓裡面變得平坦了。

你能感覺出「覺察練習12」和「覺察練習13」之間的差別嗎？我建議大家盡量多多實行「覺察練習13」的做法，因為這是改善呼吸的重要一步。

✘ 誤解六：腹式呼吸是正確的呼吸法

另一個常見的迷思，是認為腹式呼吸可以改善呼吸。這種見解有個主要弊病，它傾向於把一、兩種肌肉孤立起來，付出的代價卻是賠上許多其他的肌肉。

在所有呼吸肌當中，橫膈膜雖然身居要角，不過橫膈膜無法單獨發揮功效。唯有整個系統的所有環節同時和諧運作，呼吸效能才能發揮到極致。呼吸所涉及的不只是橫膈膜、肺臟或是腹部而已，整個軀幹內部、周邊的所有肌肉和呼吸零件也都參與其中。事實上，胸廓內部和胸骨下方都有肌肉，稱為胸橫肌，這也是呼吸會使用到的肌肉。

若要全面性地認識呼吸，便不能只考量某個部位，那是無益的，因為良好的呼吸牽涉到全身上下的整體協調性。看看嬰兒熟睡的模樣，你會發現嬰兒的全身都跟著呼吸在活動。

✘ 誤解七：習腹式呼吸可以改善呼吸的整體狀況

許多人相信呼吸主要是發生在腹腔裡面，但是這種想法並不正確。腹部的確會隨著呼吸而活動，不過腹腔裡面根本找不到肺臟或是橫膈膜，如果能認清這一點，將會很有幫助。

許多人（包括醫療人員、發聲教師、瑜珈老師和健身專家）會鼓勵人們一邊呼吸一邊用力繃緊腹部肌肉。有一種教法是這樣的：練習腹式呼吸時，在你的胃部上面放一本大部頭的書，讓書跟著你的呼吸上下起伏。之所以有這種錯誤的教導，是因為指導者認為「用腹部呼吸」可以讓人呼吸得更飽滿、更深沉。不過，這種觀念實在錯得離譜！

這正是一個好例子，說明人們為了改掉舊有的不良習慣，卻造就出另一個不良習慣，而且情況反而比原來更糟。呼吸的時候，如果使力把胃部往外推或往內縮，活動的幅度勢必會變大，不過代價卻是身上的許多其他肌肉被綳得太緊了。慣於操用腹部肌肉來呼吸的人，會把壓力施加到體內的所有器官上，引發肌肉骨骼系統被過度拉緊，甚至崩潰，後續問題會隨之而來，導致身體在各方面出現毛病。

覺察練習14

・平躺在地板上。
・每次呼吸的時候，試著把你的腹部往內縮，再往外推，持續做一分鐘的時間。

有沒有感覺到你的全身瀰漫著一股緊綳感？

✘ 誤解八：呼吸時，胸膛的上半部最好不要有起伏，大部分呼吸活動應該發生在腹部才對

呼吸即是生命，生命即是活動。我們全身的骨骼和肌肉都必須能活動自如，以便回

應呼吸的動作。當身體的某個部位正在做動作，卻硬要其他部位靜止不動的話，對呼吸同樣也會構成妨礙。事實上，要求身體靜止不動會縮減肺臟的容量，降低身體吸氣、吐氣的能力，同時也會造成肌肉繃緊，使得身體的姿勢受到影響，進而導致疼痛。

到底應該用身體的哪個部位去呼吸才對呢？要用多大的力氣去呼吸才好呢？其實，你大可不必為了這些問題而傷腦筋。你真正應該做的事情只有一件，那就是不要去牽掛呼吸這回事，讓呼吸自然地來、自然地去。

第七章的覺察練習會幫助你把這一點做得恰到好處，不過，現在先把腦袋放空，忘掉種種關於呼吸的想法，不必去操煩空氣應該進入身體的哪個部位才對，也不必操煩哪裡應該要起伏、起伏的幅度又應該多大才好。你的身體和潛意識天生就知道該怎麼呼吸，無論你身處何時何地，事實都是如此。

把你的上半身想像成一個用來呼吸的立體容器，容器的正面和背

Point ▶ 把腦袋放空，忘掉種種關於呼吸的想法。

面同樣都有活動，而且活動的幅度一樣多（實際上，肋骨後方的肺臟組織多一些，肋骨前方的肺臟組織少一些）。肺臟位於軀幹背部往上延伸到肩膀的區域。當你呼吸的時候，胸廓的整個區域都會產生活動。實際發生的狀況是，由於肋骨和橫膈膜擴張開來，造成胸腔內部的空間變大，於是空氣被吸入。由此可知，呼吸活動是發生於肺臟膨脹、收縮的地方，這是非常合理的。如果刻意要身體的其他部位在呼吸時產生活動，那就說不過去了。

還記得嗎？亞歷山大為了表演朗誦，刻意做了許多努力。後來他領悟到，為了克服身上的習慣，他必須把種種沒必要的做法全都拋棄才行。當他上臺朗誦的時候，為了提防老習慣又開始作怪，他的注意力必須兼顧全身上下的每個地方，而不能只注意特定的某些部位。

他一再地學習、摸索，找出讓頭顱跟身體達成平衡的新方法，這對他而言絕對是必要的，因為唯有如此，他的脖子、胸部和肩膀才能放鬆下來。這種全新的平衡狀態，甚至影響到他的雙腿和腳掌，一旦他的身體運作達到和諧統一的狀態，他的毛病便立即消失了。

✘ 誤解九：進行下一次吸氣之前，最好先把肺臟的空氣徹底排乾淨

事實上，你絕對不想、也絕對做不到把肺臟徹底排空。在任何時候，肺臟內部都需要保有一些空氣，以免完全塌掉。為了這個目的，肺臟裡面必須隨時維持最低限度的氣壓。

除了維持最小限度的體積之外，肺臟裡面隨時都在進行呼吸。企圖徹底排空肺臟的做法是有害健康的，因為這會導致身體往內凹陷，進而妨礙到頭顱、脖子和背部之間的聯繫。有心改善呼吸的人，真正應該做的事情是讓吐氣自然地結束，而不要吐氣到身體緊繃起來。刻意用力吐氣，以便把肺臟殘存的一絲空氣擠出去的做法，絕對是沒有必要的。沒有人存心想妨礙呼吸的自然韻律，讓下一口空氣難以進入身體裡面。

要改善呼吸，使呼吸回歸到自然的韻律，第一個步驟就是，無論你過去學到多少有關呼吸的見解，現在請一律拋到腦後去，並且，請好好接受一件事：良好的呼吸法是非常單純的，遠遠超乎你的想像。

Point ▶ 良好的呼吸牽涉到全身上下的整體協調性。

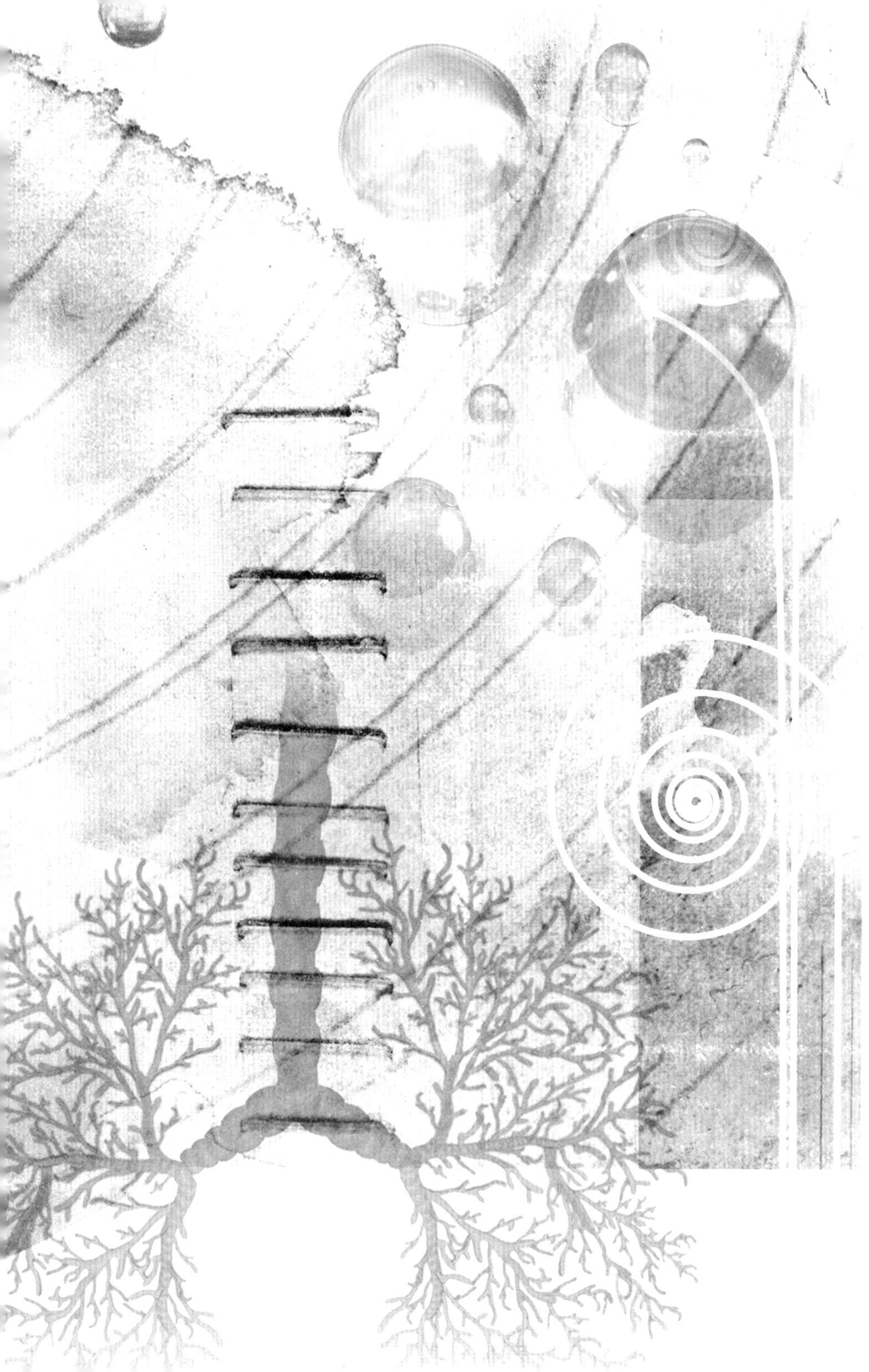

第五章

❖

呼吸問題與疾病

停止錯誤的做法，正確的方法自然會開始運作。

——馬蒂亞斯．亞歷山大

現代人的呼吸方式

無論在世界上的哪個地方，呼吸失調都是疾病的主因之一。單以氣喘來說，罹患的人口有二億三千五百萬之多——這個數字還在持續攀升中。肺病和呼吸失調的原因複雜無比，許多事情都可能引發疾病，包括灰塵、污染、對動物的毛過敏等等。

在許多案例中，無論致病的原因是什麼，改進呼吸方式都能對病情帶來相當程度的助益。即使是沒被醫生診斷出呼吸疾病的人，也可能因為姿勢習慣不良而呼吸效能低落，導致日後在呼吸方面出現問題。

在現代社會中，只有極少數人是以自然的方式在呼吸——太多人忙得不可開交，生活猶如一場旋風，整天東奔西跑；有時身體雖然沒在動，手上的工作卻仍舊趕個不停，例如忙於使用電腦。「疾速時代」的生活壓力使得人們養成呼吸不良的習慣，究其原因，當我們感受到時間的催逼時，呼吸幾乎都會變快、變淺，然而這對身體並非好事。事實上，翻騰在我們腦海裡的事情會對呼吸產生影響。當我們心中感到害怕時，呼吸和心跳會加速；如果我們突然吃了一驚，或是在路上撿到某樣奇怪的東西，呼吸往往會不自覺地憋起來。

這一代的人要處理的日常事務很繁雜，比起祖父母的那一代絕對大有過之，結果就是呼吸深受其害。現代人所面臨的生活刺激以各式各樣的面貌呈現出來，包括智慧型手機、平板電腦、電視、電子郵件、龐大的車流量、逼人太甚的工作期限等等。這些生活刺激有如砲彈一般，每天不斷向我們轟炸而來，無疑對我們的呼吸帶來了巨大的影響。

日常的姿勢、行走步調也是影響呼吸方式的主因。人們站立、坐下、走路的方式可能造成肌肉過度拉緊，但那些緊繃其實毫無必要。一個人如果習慣於繃緊肌肉，時日一久，註定會養成不良的呼吸方式，使得呼吸的自然反射受到妨礙。在學校接受教育的一、二十年當中，學生們彎腰駝背地坐在書桌前面學習，到了畢業離校之日，呼吸方式沒產生惡性變化的人實在少之又少——然後我們更換地點，繼續彎腰駝背，坐在電腦前面。

Point ▶ 當我們感受到時間的催逼時，呼吸幾乎都會變快、變淺，然而這對身體並非好事。

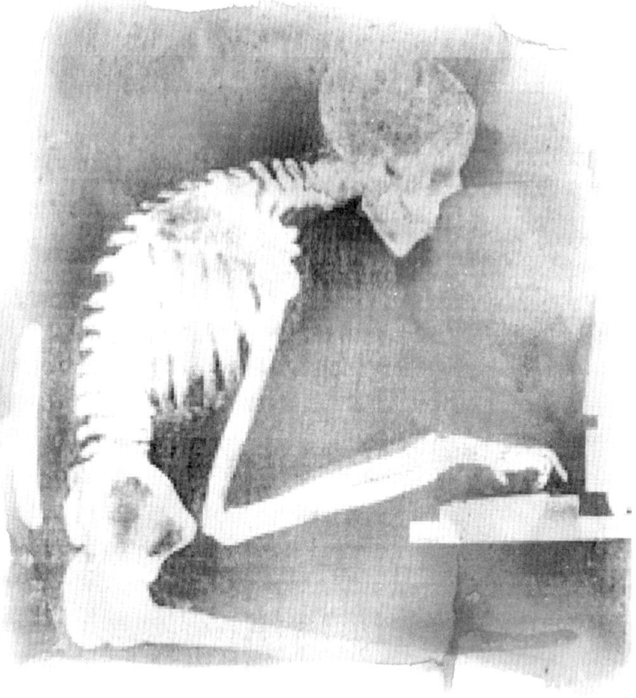

姿勢不良可能使身體畸形到某種程度，導致胸腔窄縮，因而拘束到肋骨和肺臟的活動空間。容納呼吸器官的空間不足時，人體會被迫採取比較短淺的呼吸，用力去吸取身體需要的空氣。

久而久之，這種呼吸方式會形成習慣，讓當事人覺得十分正常。對呼吸而言，身體姿勢是個無比重要的因素，這一點會在第十章細談。

時至今日，許多人的呼吸習慣是不良的，可是沒幾個人自覺在呼吸方面出了毛病。只要改變目前的呼吸方式，便可以為自己的將來節省許多時間和麻煩。

呼吸失調

肺臟的疾病可區分為許多種，它們的症狀往往很類似，不過嚴重程度和持續時間則視疾病的種類而定。這些疾病可能是急性的（出現時間短，可是病情相當嚴重），也可能是慢性的（症狀持續拖延多年）。慢性肺病的例子有氣喘、肺氣腫、支氣管炎，病情的嚴重程度不一而足，可是一旦肺部發生感染，病情便可能明顯地急轉直下。

罹患肺病的人可能出現不同的症狀，有些人的病情很輕微，有些人看不出有什麼症狀。如果是外表上看不出疾病的徵兆，很可能要拖到進行健康檢查、胸腔X光攝影、肺功能檢測時，才會發現罹患了肺病。呼吸不良的早期症候群包括：

- 每分鐘的呼吸次數太多
- 嘴巴周圍和指甲看起來呈青白色

- 吸氣或吐氣的聲音過大
- 脖子底部銜接胸腔的地方隨著呼吸而凹陷
- 呼吸短促
- 咳嗽
- 流汗量增加
- 喘個不停
- 肋骨或胸骨缺乏活動

醫療專家可能把呼吸失調區分為兩大類：阻塞性肺病和限制性肺病。

◆阻塞性肺病

阻塞性肺病的症狀讓患者很難吐出適量的空氣，這類疾病的特點是長期呼吸不順暢，而不順暢的原因在於呼吸受到「阻礙」，並且阻礙的程度隨著時間而日漸嚴重。就是這種阻礙，導致患者無法輕鬆自在地呼吸空氣。這類肺病經常被稱為「慢性阻塞性肺病」（chronic obstructive pulmonary disease, COPD，又稱為 chronic obstructive lung disease, COLD），或是「慢性阻塞性呼吸道疾病」（chronic obstructive airway disease, COAD）。

「慢性阻塞性肺病」的患者之所以呼吸短促，是因為他們無法充分把空氣從肺部排出去。呼吸氣流不順暢的原因是肺臟受損，或是肺臟內的呼吸道太過狹窄，因而造成他們呼出氣流的速度比正常人慢得多。這類患者做完吐氣的動作之後，肺裡面還留著異常大量的空氣，於是他們很難再吸入空氣。

「阻塞性肺病」會讓呼吸成為一件苦差事，當患者的活動量或勞動量增加時，情況更是雪上加霜。簡單地說，患者還來不及把所有空氣吐出去，馬上又必須吸入下一口空氣了。在美國和歐洲國家，「阻塞性肺病」是常見死因的第三名，前兩名是癌症和心臟病。這類疾病雖然可以治療，但目前還沒有完全根治的方法。

「阻塞性肺病」最常見的例子包括：

・氣喘

‧肺氣腫
‧慢性支氣管炎
‧支氣管擴張
‧囊狀纖維化

○氣喘

氣喘是發炎性的肺病，特徵是呼吸短促、胸口很緊、喘息或咳嗽，而且發生咳嗽的時間往往是半夜或清晨。氣喘之所以被歸類為「阻塞性肺病」，原因在於它是因為呼吸道窄化而引起的。當氣喘發作時，呼吸道窄化的情況會變本加厲。雖然氣喘被視為慢性疾病，而且無法完全根治，不過氣喘的症狀可以被控制住，而且往往可以早做防範。

引發氣喘發作的環境條件很多，因人而異。許多氣喘患者是在感冒之後，或是感染病毒之後，才開始出現症狀，原因是感冒和病毒造成呼吸道被阻塞起來了。最廣為人知的氣喘觸因是環境污染物，例如塵蟎、灰塵、花粉、寵物、發霉、煙霧、化學清潔劑、油漆等等。特定食物也可能引發氣喘症狀，例如貝類、加工食品、酒類。此外，寒冷的空氣、受到污染的空氣也可能誘發氣喘。

氣喘的患者涵蓋各年齡層，不過多數患者早在童年時期就開始發作了。在美國境內，已確診的氣喘患者超過二千五百萬人，其中兒童佔了大約七百萬人，每年因為氣喘發作而緊急送醫的人數高達二百人。英國的情況也好不到哪裡去，每天有三人因為氣喘發作而離世，目前正在接受氣喘治療的兒童和成人各有一千零一十萬、四百三十萬之多，這個數字令人難以置信！

氣喘的症狀和影響層面非常廣泛。在兒童身上，造成氣喘猛烈發作的最大主因是感染，例如普通的感冒。許多患者是在激烈運動的情況下出現氣喘症狀，例如跑步，或是進行極限運動。如果是在冰冷的水裡進行激烈運動，情況尤其不妙，一旦呼吸道周圍的肌肉縮緊起來，氣喘就發作了。有些人是因為暴露在過敏原之中而喘個不停，過敏原可能是草地，也可能是動物。情緒上或心理上的壓力也可能引發氣喘。

醫生用來治療氣喘患者的處方可以列成一長串，從急救性噴霧劑到類固醇都包括在內，可是這些處方只能緩解症狀，無法將氣喘連根拔除。有些人的氣喘症狀很輕微，會自動痊癒，或是接受輕度治療之後便可以完全根治，不過一般而言，發炎的狀況會一直存在，患者很容易因為接觸到誘發物而再度發作。

當氣喘發作時，人們的反應往往是恐懼不已。許多人一談起發作當時的狀況，就會描述他們心裡有多麼害怕，有些人甚至覺得自己發作到快要沒命了。恐懼本身可能讓事情雪上加霜，造成肌肉繃得更緊。然而，在正確的藥物治療和正確的條件之下，患者可以採取一些步驟來控制恐懼感——如今，大部分的氣喘發作是能夠治療的。

遠離觸發物當然很重要，除此之外，培養良好的呼吸習慣，以便二十四小時改善肺臟的功能，也同樣非常重要。一旦氣喘得到妥善的控制，藥物的用量就可以大幅減少。過去二十五年來，我把亞歷山大技巧傳授給許多氣喘患者，他們學會這個改善呼吸的新方法之後，無一例外，每個人使用「泛得林定量噴霧劑」（Ventolin inhaler）的次數都明顯減少了。第七章的「覺察練習23」名為「啊的輕語」，對於深受氣喘所苦的患者來說，這個技巧確實很有幫助。

○肺氣腫

肺氣腫的病因是肺臟內的氣泡受損了，它們失去彈性，造成進入肺臟的空氣量不

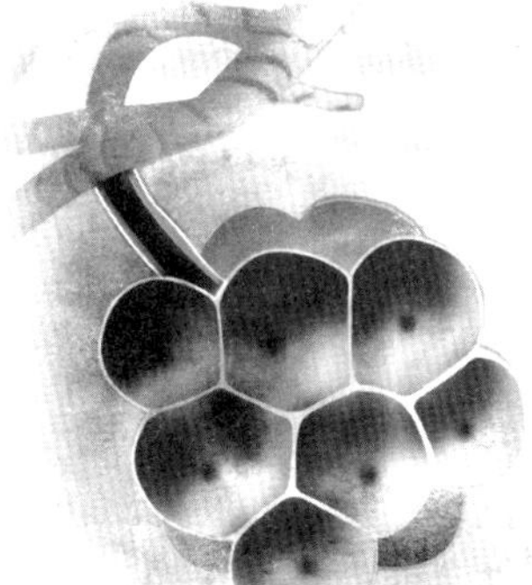

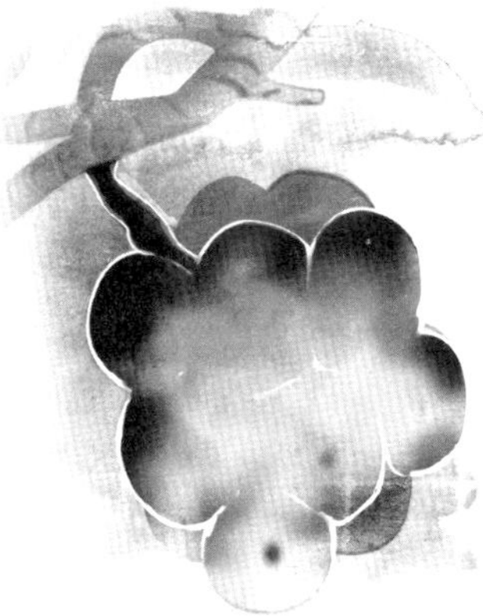

足。家族有肺氣腫病史、童年曾經罹患過呼吸道疾病、抽菸、定期暴露於污染物（例如職業場所的污染物）等因素，都會提高罹患肺氣腫的風險。從歷史資料看來，被診斷有肺氣腫的男性比女性多，不過從近期的數據來看，女性罹患這個疾病的比例有逐年增加的趨勢。

○慢性支氣管炎

支氣管炎是指支氣管發炎了，而支氣管是空氣進入肺臟的通道。支氣管炎會引發咳嗽、呼吸短促、喘息和胸口緊繃。它又可以分為兩個類別：急性支氣管炎和慢性支氣管炎。

在慢性支氣管炎患者的身上，支氣管發炎的地方會產生大量黏液，結果是引發咳嗽，而且造成空氣難以進出肺臟。

香菸是支氣管炎最常見的病因，不光是抽菸者本人會受害，連被迫吸入二手菸的人也難逃其害。長時間吸入其他煙霧、灰塵的人，也可能罹患慢性支氣管炎。儘管就醫治療有助於減緩症狀，可是慢性支氣管炎是一種長期性的疾病，會不斷復發，幾乎無法徹底痊癒。

○支氣管擴張

支氣管擴張是另一種需要加以治療的疾病，這種疾病是為了排除黏液而造成呼吸道受損。

當灰塵、細菌和其他微小的分子被吸入呼吸道時，黏液有助於清除這些東西，將它們排出呼吸道。不過，在支氣管擴張患者的身上，他們的呼吸道逐漸喪失排除黏液的能力，於是黏液越積越多，成為細菌滋生的溫床，使得肺部反覆遭到感染。每感染一次，呼吸道就受損得更厲害；久而久之，空氣要進出肺臟就越來越困難了。

○囊狀纖維化

囊狀纖維化是一種遺傳性疾病，問題出在產生黏液的腺體上。肺臟和鼻腔裡面有成排的細胞負責製造黏液。在正常的情況下，黏液是滑膩的液態物質，作用是維持肺臟內膜的濕潤，防止肺臟乾掉或是遭到感染。不過，在囊狀纖維化的患者身上，黏液變得又厚又黏，堆積在肺臟裡面，結果空氣無法順利進出呼吸道。如同

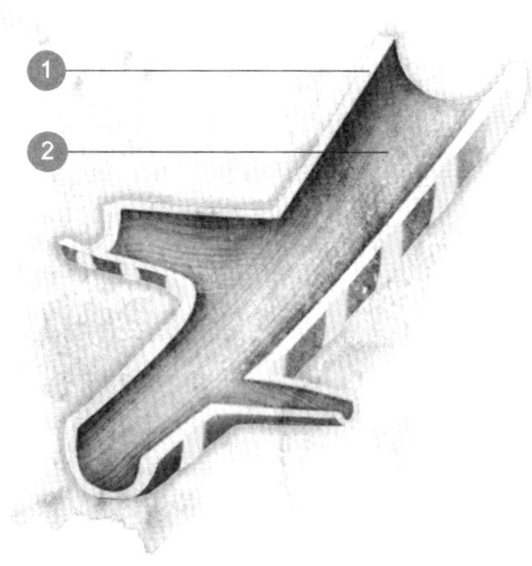

正常的呼吸道

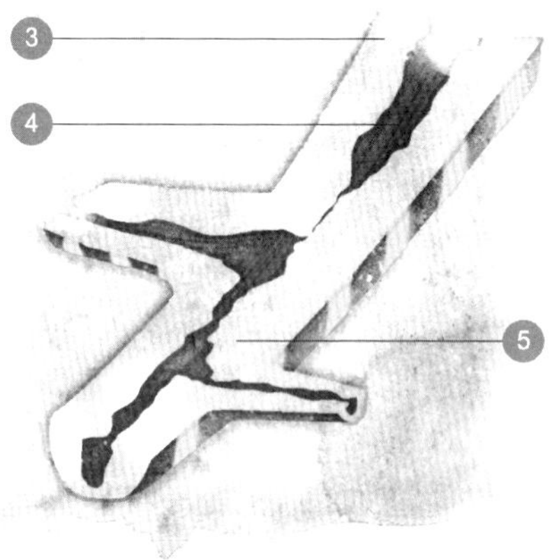

囊狀纖維化患者的呼吸道

1 呼吸道內壁

2 呼吸道內膜有薄薄的一層黏液

3 又厚又黏的黏液阻塞了呼吸道

4 黏液內的血液

5 細菌感染

支氣管擴張的病症一樣，堆積的黏液成了細菌滋生的溫床，一再導致肺臟受到嚴重的感染。時日一久，肺臟就嚴重受損。

◆抽菸

在世界各地，抽菸是導致疾病和死亡的主因之一，然而這類疾病和死亡其實是可以預先防範的。在阻塞性肺病的病例中，80%至90%是因為患者抽菸而直接致病的；至於肺癌，90%的患者是因為抽菸而直接致死。

癮君子的肺臟會隨著抽菸時間拉長而功能越來越差。前面介紹到數種阻塞性肺病，不論是罹患哪一種阻塞性肺病，患者有兩類典型，一類是年紀很輕就開始抽菸，另一類是菸癮很大。隨著阻塞性肺病的症狀越來越糟，患者的呼吸會越來越困難，即便只是進行日常活動，他們也會感到筋疲力竭，於是他們的活動量逐漸降低。到了病情嚴重的時候，患者可說是名符其實的形容枯槁，因為他們連吃個飯、喝個水都要耗盡全力。

用淺白的話來說，抽菸會破壞肺臟的彈性。暴露於香菸和其他環境毒物是導致阻塞性肺病的主因，只要減少抽菸量，就可以把症狀控制住，輕鬆改善呼吸道的健康；如果

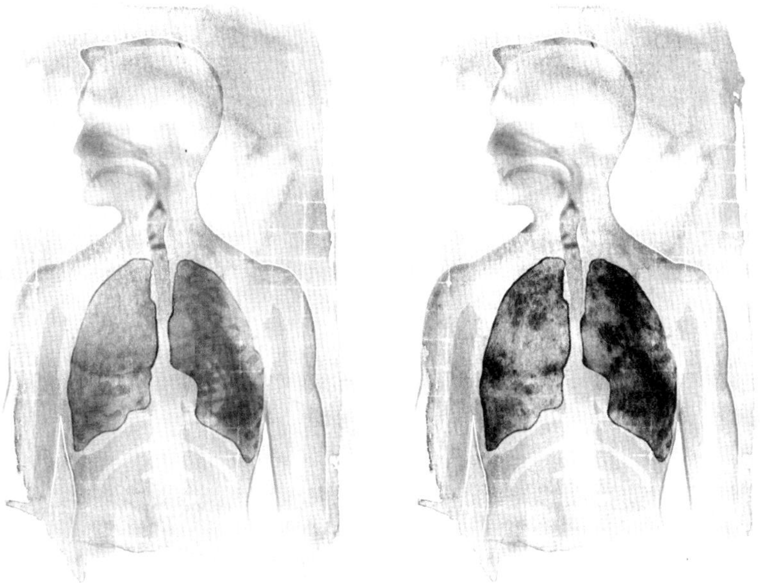

能夠徹底戒菸的話，那就更好了。此外，避免吸入二手菸和其他空氣毒素也同樣重要，而運動、乾淨的空氣、健康的飲食對病情都能帶來益處。

◆限制性肺病

限制性肺病是指患者的肺臟無法完全填滿空氣。從字面上來說，意思是肺臟受到限制了，無法完全膨脹起來，而造成肺臟受限的原因可能來自於體內，也可能來自於體外。在多數情況下，限制性肺病的成因是肺臟本身產生硬化。

除此之外，肺臟有傷疤、胸壁硬化、肌肉衰弱、神經受損等，也都可能造成肺臟的膨脹功能受到限制。再者，跟身體姿勢有關的毛病，例如脊椎側彎、胸廓內部或周圍的肌肉過度緊繃，也會造成吸氣的功能受到限制。

❍睡眠呼吸中止症

睡眠呼吸中止症是醫療上常見的症狀，這個疾病的本質可能是阻塞性的，也可能是限制性的。患者熟睡時，呼吸會暫時停止一、兩次，或是呼吸得非常淺。每個患者暫時呼吸的時間有很大的差異，有人可能只是中斷數秒鐘，有人可能中斷一分鐘以上，之後又重新啟動呼吸的動作。

睡眠呼吸中止症發作時，前後往往大約持續十秒鐘，而且當患者恢復呼吸的時候，通常會倒抽一口氣，或是伴有打呼的現象。一整晚下來，上述的情況可能反覆發生很多次。打呼最初只是個惱人的習慣，後來卻演變成主要的健康問題。在美國，苦於睡眠呼吸中止症的成人有一千八百萬之多，在英國則有三百萬人。

睡眠呼吸中止症往往是慢性的病症，患者的睡眠模式會因此而被打斷。呼吸中斷或是呼吸變淺時，身體會退出深度睡眠的狀態，進入淺眠狀態，結果就是睡眠的品質很差，害得患者一整天都精神不足，專注力也受到影響。對於汽車駕駛人而言，這是非常危險的事。

睡眠呼吸中止症的標準治療法稱為CPAP（持續正壓呼吸器，continuous positive airway pressure）：用一根管子把面罩連接到空氣幫浦上面，由幫浦把空氣從鼻孔和嘴巴灌入上呼吸道。許多患者覺得這個裝置既怪異又笨重，因此棄置不用，於是老毛病又復發了。

其他的療法包括開刀，切除呼吸道裡面的多餘組織，以及一種用來保持呼吸道打開的口腔裝置。然而，以上的療法都沒有真正解決潛在的問題——真正的首要之務，應該是試著改進身體的姿勢和呼吸習慣才對。

◆污染

要解決肺臟功能不良的問題，光是考慮遺傳、抽菸的因素還不夠全面。對於遍布世界各地、涵蓋各年齡層的患者來說，他們所承受的巨大痛苦，有一大部分要歸咎於居家環境和就業場所，他們被迫生活在受到污染的環境中。

◆自救之道

許多肺病是日積月累而成的，如果放任不加治療，病情就會越來越糟。本書所介紹的技巧和程序，有助於舒緩氣喘、慢性支氣管炎、睡眠呼吸中止症、肺氣腫這些疾病的症狀。

對於那些被確診為特定呼吸道疾病的患者來說，只要把身體的姿勢和呼吸方法加以改變，症狀便可能大有起色。亞歷山大本人生來就有呼吸問題，但是他成功幫助自己脫離病苦的煎熬。他的故事證明了一件事：只要把深藏在肌肉裡面、毫無必要的緊繃感持續釋放掉，我們便可以學會使用全然不同——而且大有益處——的方法來呼吸。

無論你的呼吸問題是屬於哪一類，本書所介紹的覺察練習都是有益的，這些練習能幫助你用效率更好的方式來呼吸，持之以恆的話，便能防範未來發生呼吸方面的毛病。

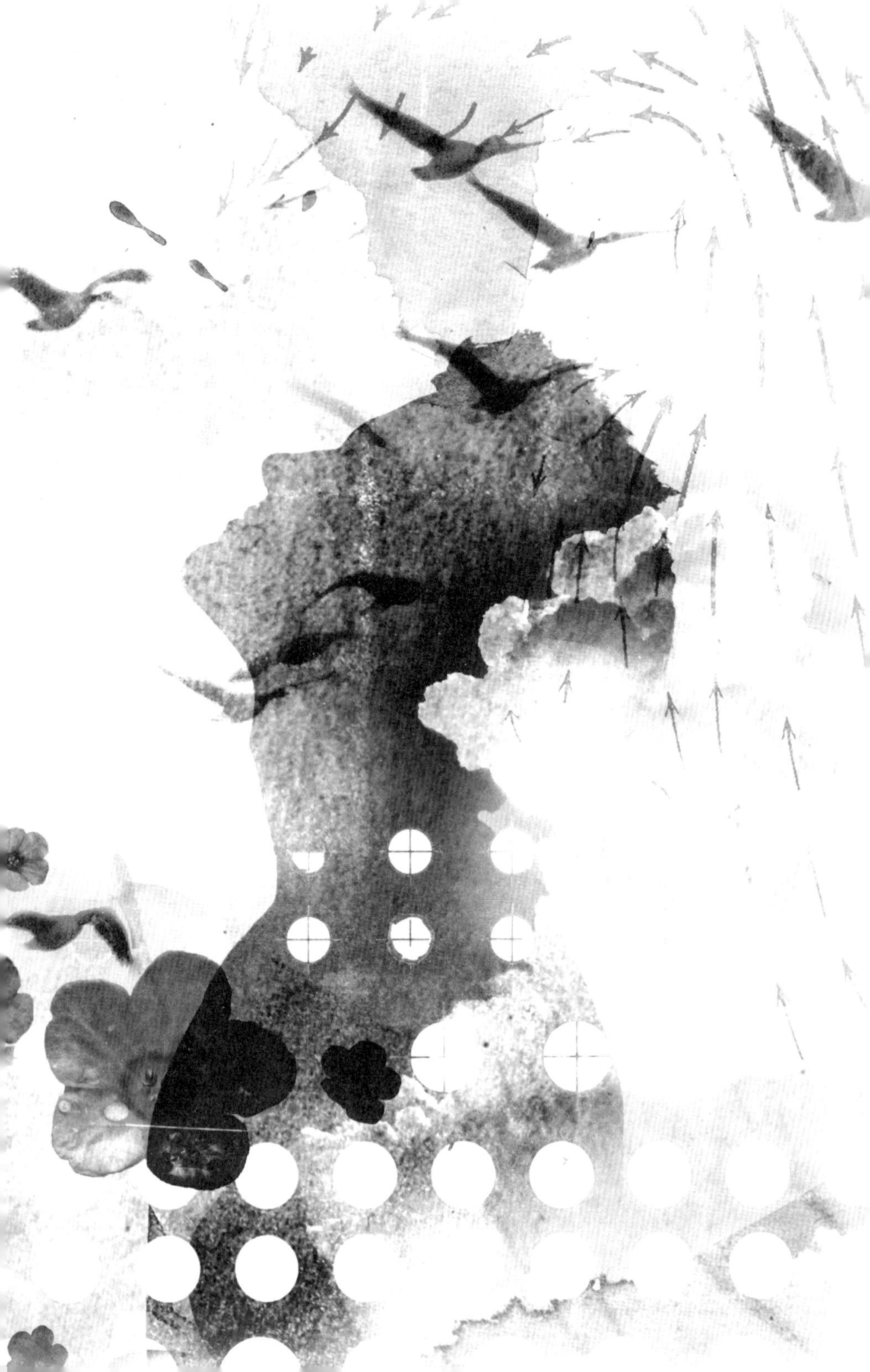

第六章

❖

認識自然呼吸的原理

呼吸即是生命。生命能有多長，就看呼吸吐納的容量有多大。

——馬蒂亞斯 · 亞歷山大

亞歷山大原理

亞歷山大拿自己做實驗的那段期間，發現到好幾項原理。當他把那些原理加以運用之後，他平時的姿勢改善了，再接下來，連他的呼吸也跟著改善了。也就是說，如果我們同樣也實行這些原理，我們呼吸的方式將會發生戲劇性的轉變，全身的姿勢和健康都會得到改善。

或許現在正是深入了解亞歷山大原理的好時機，因為這些原理有助於改善呼吸，讓呼吸達成和諧。自然呼吸的原理包括：

- 克制（Inhibition）
- 意向引導（Directions）
- 身心合一（Psycho-physical unity）
- 錯誤的感官覺知（Faulty sensory awareness）
- 身體基礎控制（Primary control）

・習慣的力量（Force of habit）

○克制

克制是亞歷山大技巧的根本原理之一，它的含意相當單純，就是自願性選擇的反面，也就是說，當我們的身體出現自動化反應，亦即老習慣故態復萌時，立刻把習慣打住，不要被習慣牽著走。

佛洛伊德在他的心理分析著作裡面使用「克制」（或「抑制」）一詞，從那時候開始，這個詞彙就普遍用來描述一個人強行把行為或情緒壓抑下去。不過，亞歷山大所說的「克制」無關於情緒壓抑，單純只是停住片刻，以便思考接下來如何用最好的方式，把身體要做的動作做出來，包括呼吸的動作在內。

亞歷山大很清楚，為了讓他自己的呼吸改變到合意的地步，首先，他必須把以前的呼吸習慣克制下來，或者說阻擋下來。許多人吸入空氣的動作過於急躁，結果往往造成胸腔和胸廓周圍的肌肉緊繃起來。如果吸氣之前可以停住片刻，便能夠為自己創造出一點時間空檔，並利用這個片刻的空檔把無用而有害的肌肉張力釋放掉，接下來，便可以使用最適當、效能最好的方法來呼吸了。亞歷山大深信，一個人只要把有害的習慣阻擋下來，呼吸自然能趨於好轉。

覺察練習15

1. 找個舒適的地方坐下來，或是躺平。
2. 把注意力放在呼吸上，感受空氣從鼻子進入你的身體，而後離開身體。運用你的覺察力，亦步亦趨地跟著呼吸進到肺臟裡面。
3. 呼吸過五、六次之後，在下一次吐氣快要吐完之前，暫時停住一、二秒鐘。

你應該注意到了，接下來你吸氣的過程變得比較平靜、比較省力了。也許這個練習你需要重複做個幾次，才能真正感受到呼吸變得比以前祥和多了。

○意向引導

亞歷山大有個習慣，他會把頭顱往後拉，壓迫著脊椎。當他試圖打破這個習慣時，他發現無論他怎麼做，結果都反而更糟糕。最後他終於明白，要把這個習慣阻擋下來，唯一有用的方法就是「假想」他把頭顱往上抬、往前拉。這個原理同樣也可以運用在呼吸上：如果你刻意「做出」某些動作來改變呼吸，體內自然呼吸的運作機制反而會受到妨礙。

亞歷山大設計出一系列的程序，他稱之為「意向引導」。首先，在心裡把口頭或視覺上的講解思考一遍，然後將講解的內容投射到身體上，特別是投射到那些長期被誤用、老是繃緊的肌肉上。例如，有些人呼吸時胸廓不怎麼活動，那麼他們就需要在吸氣的當下，想像胸廓以三度空間的方式膨脹起來了，這對他們會相當有幫助。

有個重點務必要明白：整個程序的核心，在於如何做出「意向引導」。為了把引導做得正確無誤，最好能去上一些亞歷山大課程，你將會獲益良多。我們想獲得的目標是高品質的肌肉張力，可是如果你不曾體驗過何謂高品質的肌肉張力，其實很難把引導做得恰到好處，唯有完全合格的老師才有能力教導你。在下一章，你將會讀到一些有助於改善呼吸的特定引導。

覺察練習16

1. 找個舒適的地方坐下來，或是躺平。
2. 先以正常的方式呼吸一分鐘，之後，在接下來的一分鐘之內，當你吸氣時，想像你的胸腔往四面八方膨脹開來；吐氣時，想像你的胸腔縮小了。

請務必確認，你只是在心裡進行引導而已，千萬不要做出實際的動作去「幫忙」胸腔膨脹。引導胸腔膨脹有助於在胸腔內部創造出更大的空間，如此便能幫助你以自然而和諧的方式來呼吸。

○身心合一

呼吸能達到自然和諧的第三項原理，在於呼吸系統與全身上下的所有系統是互有關連、密不可分的。

肌肉系統帶給呼吸的影響可能是正面的，也可能是負面的。如果不考慮呼吸系統的整體運作，只單獨使用某一條呼吸肌，那麼危害將會很大。為了健康著想，我們必須全盤考量呼吸機制跟體內的其他機制是否運作得很和諧，以及，人的思考方式與感覺方式，生來就是跟呼吸機制合而為一的。

換句話說，人的心理、情緒、肉體是同一個主體的不同面向，它們彼此之間會互相呼應，和諧共存。例如，當我們看到緊急事件，情緒會慌張起來，身體的反應則是憋住呼吸；當我們獲得愉快的經驗時，思考會比較平靜，情緒會鎮定下來，呼吸也會立刻輕鬆許多。簡而言之，無論是就內在本質或是就外在條件而言，我們的呼吸跟我們的一切作為、思考、感受，全部是息息相關的。

覺察練習17

1. 在床上躺下來，專注感受你自己的呼吸，時間大約是五分鐘。
2. 好好觀察一番，當你呼吸的時候，全身上下有多少地方會隨著呼吸而活動呢？

你有沒有感覺到胸腔、肋骨、腹部在活動？有沒有感覺到肩膀、手臂和雙腿也有輕微的活動？

你對於自己的呼吸更有覺察力時，你同樣會覺察出來，你的心理和情緒也更加平穩祥和了。

○錯誤的感官覺知

錯誤的感官覺知是呼吸不協調的主因之一。第四章曾經提過，許多人誤以為肺臟是小小的器官，但其實它的體積並不小；此外，搞不清肺臟位於身體何處的人也不在少數。為了讓我們自身產生必要的轉變，使用比較有效益的新方法來呼吸，我們必須做的，往往正是那件令人感覺不太對勁的事情。亞歷山大曾經說：

在人們認為應當去做的種種事情當中，正確的事情往往被拖延到最後才做，因為人們失算了，他們沒料到那樣的做法竟然才是正確的。

人人都想做得正確無誤，可是沒有人停下腳步來想一想，他們心目中以為正確的那些做法，果真是對的嗎？一個人的想法若是有誤，即使原本是對的事情，在他眼中看來，也會變成是錯的了。

由此可知，這個問題其實相當複雜。人類天生就會使用自己覺得很正確的方法來呼吸，沒有人會把自己假想成外星人，用奇怪的方式呼吸。不過，當一個人要扭轉呼吸習慣時，那正是他該做的事情。

亞歷山大建議他的學生們：「不妨嘗試一下，體驗不對勁的感覺。」因為如此一來，他的學生們才能獲得一絲契機，把正確的動作做出來。基於這個原因，如果你的情況許可，可以一開始就去上亞歷山大課程，因為你很容易就會覺得肌肉的緊繃感增加了，此時你身上早就存在的問題便會被突顯出來。亞歷山大老師都受過高度訓練，他們是客觀的觀察者，因此，當你「試圖」要把動作做對的時候，他們很輕易就能檢測出你身上的哪個部位繃得太緊了。

○主控機制

亞歷山大的實驗進行了好幾年的時間，他發現頭顱與身體的其他部位之間有某種關連，而且這種關連會影響到體內所有機制的運作，

Point ▶ 我們必須做的，往往正是那件令人感覺不太對勁的事。

繼而影響到身體發揮功能的方式。主控機制的效能是好是壞，主要是由頭顱、脖子、背部等部位的肌肉所決定。這些部位的肌肉必須能夠活動自如，保持互相協調的關係，主控機制才能運作良好，不至於受到妨礙。

主控機制的作用是擔任身體的首腦，管理所有肌肉和機制的運轉——在它的作用之下，原本複雜的有機人體變得相對容易管控了。這裡有個要點必須指出來：方才提到頭顱跟身體之間有某種關連，說的並不是位置上的關連，而是指雙方自由度的關連。

當頭顱被往後拉、向下壓的時候，由於肌肉過於緊繃，主控機制會受到干擾，接著這份干擾又進而影響全身的其他肌肉和反射，造成身體內部失去協調和平衡，直接導致呼吸不順暢。舉例來說，許多人有仰頭的習慣，這個無意識的動作會造成脊椎短縮、胸腔受到壓迫，而脊椎短縮、胸腔受到壓迫又進而妨礙到整個呼吸系統，引發呼吸變快、變淺。

❍習慣的力量

亞歷山大發覺到，人人身上都有許多意識覺察不出來的習慣，每天在行住坐臥之間重複做個不停，但自己卻渾然不覺。若要一個人持續關注自身的每一個動作，那根本是不合理的期待，更何況這些習慣有一大半是無害的，而且在實際生活中有助於提高動作的效率。不過，有些習慣確實會危害到健康，這類習慣就必須加以覺察，事先防範於未然。

每個人都知道短而淺的呼吸習慣是不健康的，這是理所當然的事，然而，許多人身上卻有姿勢不良的毛病，會對呼吸造成妨礙。這些習慣實在不勝枚舉，最常見的是下面這幾種：

- 繃緊頸部的肌肉
- 膝蓋向後頂並鎖住
- 彎腰駝背
- 腳趾頭緊緊抓著地板
- 凸肚站姿
- 聳肩

・把頭往後仰
・雙手緊抱在胸前

許多人有上面所說的習慣，少則一兩種，多則全部都有，可是他們卻不自知。為了讓身體產生令人滿意的轉變，首先必須讓這些不自覺的習慣浮現到意識層面來。一個人對自身的習慣如果缺乏覺察，那根本談不上要如何扭轉習慣。這些長期被漠視的習慣對呼吸可能帶來何種後果呢？這個問題攸關重大，一定要確認清楚。

所謂的習慣，並不是做完一個孤立的動作之後，接著再做另一個孤立的動作。習慣是一個又一個動作牽連在一起，交織成牢不可破的整體，形成一個人特有的姿勢、動作的方式。為了讓呼吸回歸自然，我們必須先覺察哪些習慣會直接或間接影響到呼吸，而後才能防範這些習慣故態復萌。

下一個練習會幫助你覺察你個人的呼吸習慣，你可以坐著練習，也可以站著做，或是躺下來做。事實上，如果能用三種姿勢全部練習一遍，那更好，你可以比較出三者之間的差異。以下先從站姿開始：

覺察練習18

・呼吸的時候，好好覺察整個呼吸過程讓你的肋骨、腹部和上胸腔發生了什麼樣的活動？這三個地方的呼吸活動有沒有差別呢？

・仔細留意活動最輕微的部位是哪裡？

用坐姿和躺姿把這個練習重複再做一遍。當你變更姿勢之後，呼吸引起的活動有沒有產生變化呢？

當一個人呼吸得輕鬆而不費力時，肋骨、腹部和上胸腔應該會同時一起活動。如果你注意到某個區域的活動幅度比其他區域小，或許那裡就是你不自覺會繃緊肌肉的地方，以至於妨礙到身體的自然呼吸了。

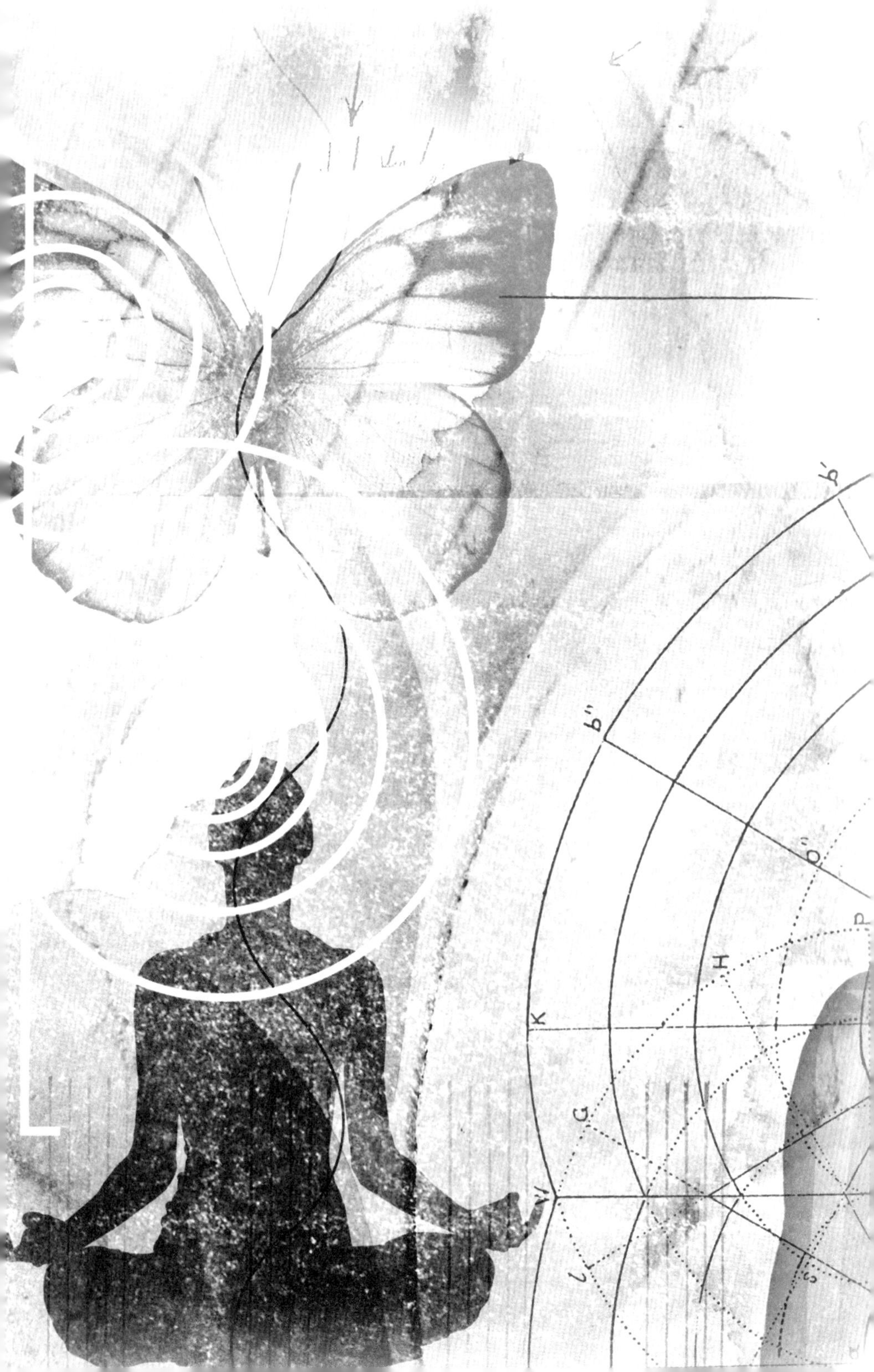

第七章

❖

改善呼吸的第一步

呼吸是串連生命和意識的橋樑，把肉體和思考結合為一。每當你的心思陷入一團紛亂時，請運用你的呼吸，讓你的心重新穩住。

——一行禪師

釋放肌肉緊繃

對於呼吸不順暢的人而言，回歸自然呼吸的矯正之道就是釋放肌肉的緊繃感，並且要改進姿勢。人們會在無意之間繃緊身上的肌肉，這種不必要的繃緊會耗損健康——同時也會耗損和諧呼吸所帶來的愉悅和喜樂。

重拾自然呼吸的第一步，是竭盡你的所能，把肌肉緊繃的地方偵測出來，然後加以放鬆。肌肉過度緊繃是經年累月、一點一滴養成的，多數人對身上的這種緊繃感無知無覺，直到有一天，他們的背部、肩膀、脖子開始疼痛受罪，或是他們透過鏡子看見自己的姿勢竟然走樣了，這才發覺事情不妙了。

◆半仰臥放鬆練習

身體之所以會養成效能不佳、有害健康的呼吸模式，起因往往在

> *Point* ▶ 重拾自然呼吸的第一步，是竭盡你的所能，把肌肉緊繃的地方偵測出來，然後加以放鬆。

於意識覺察不到的肌肉緊繃。下一個練習會幫助你覺察這些問題，把有害的、潛意識的肌肉緊繃釋放掉。請花十五分鐘的時間做練習。

持續性的轉變是個非常緩慢的過程，因此保有毅力和耐心是很重要的。每當你做這個練習時，如果能夠動筆把經驗和感受寫下來，那將是很好的事。

在練習的過程中，萬一有任何原因讓你感到不舒服，請立刻停止，等到一、二個小時之後，再試著練習一遍。請每天重複做這個半仰臥放鬆練習，連續做一星期的時間，之後再進入下一個練習。

覺察練習19

★預備

做這個階段的練習時，你必須躺下來，在頭顱下方墊幾本平裝書。請確認你的頭沒有墊得太高，或是太低，導致過度後仰而壓迫到脊椎。

每個人要墊的書本高度會不一樣，對於某些人來說，甚至連每天要墊的高度也會有變化。

如果你正在上亞歷山大課程，可以向老師詢問，或是遵循下面的說明：

1. 靠著牆壁站好，讓臀部和肩胛骨剛好碰到牆壁就可以了。請務必注意，千萬不要為了站得筆直，而試圖繃緊肌肉，或是刻意抬頭挺胸。
2. 請朋友或親人測量牆壁跟你的後腦杓之間的距離。
3. 把量出來的數據加上二·五公分，這大概就是你需要用書本墊高的高度。

寧可多墊幾本書，也不要墊得不夠高，但是請確認在墊高之後，你的呼吸和吞嚥不會受到束縛。

如果書本太硬了，可以在書的上面鋪一條毛巾，或是放一層薄薄的泡棉材料。之所以要用書本墊高，一方面是為了支撐頭顱，二方面也是為了克服許多人常有的仰頭習慣，以免頭顱壓迫到脊椎。

儘管如此，你應該發覺到了，即使只是單純躺在那裡，你的頭顱還是有辦法往後仰。此時，有個方法很管用，那就是想像你的鼻子往下掉到你的胸膛上面。

★就位

請依照下面的步驟，讓身體就定位：

1. 平躺下來，在頭顱下方墊幾本書（請看前面的說明），讓你的背部盡可能地接觸到地板。請注意，千萬不要為了讓背部變得平坦，而刻意做些什麼。
2. 把膝蓋彎起來，讓你的兩個腳丫子以舒服的姿勢盡量靠近骨盆。腳底要保持平坦，甚至接觸到地板。之所以要彎曲膝蓋，目的是放鬆下背，讓下背自然貼近地板。
3. 兩手放在身體旁邊，掌心向下，貼著地板。放鬆你的肩膀，讓兩邊肩膀鬆展開來——這個姿勢可以增加上背和地板的接觸面積。
4. 想像你的身體被大地支撐著，向四面八方延伸出去。

在這個時候，有些人可能覺得雙腿會向內併攏，或者向外分開。無論你的情況是哪一種，請遵循下面的說明，以便把雙腿的肌肉緊繃降到最低。

・如果你的雙腿會向內併攏，請移動你的腳板，讓它們靠近一些。
・如果你的雙腿會向外分開，請移動你的腳板，讓它們分得遠一些。

★準備就緒

當你第一次做這個練習的時候，只要做五分鐘就很好了，之後再每天延長一、二分鐘的時間，直到做滿二十分鐘。之後，以此為目標，每天用這個姿勢躺二十分鐘。

試著好好覺察你的身體，感受身上有沒有哪個特定的地方是繃緊的？如果可以的話，在心裡想像那個部位膨脹開來，讓緊繃感消除掉。

有個方法會很有幫助，那就是仔細掃描你的身體，留意有沒有哪裡的肌肉深處繃緊了？為了揪出隱藏在肌肉深處的緊繃感，你可以問自己下面這些問題：

・我身體的左邊跟右邊有沒有哪裡感覺不一樣？
・我的後背有沒有哪個部位比其他部位更貼近地板？
・我的後背有沒有哪個部位跟地板的接觸少於其他部位？

· 我有沒有感受到頭顱下方的書本傳來一股壓力？
· 我有沒有覺得雙腿或手臂裡面有任何肌肉緥緊了？

為了幫助你把有礙呼吸的緊緥感釋放出去，請在心裡想著下面的引導：

· 讓你的頸關節鬆開來（連接頭顱和頸部的關節位於脊椎頂端，正好是兩個耳朵的中間點）。
· 想像你的頭顱輕柔地從脊椎的頂端移開。
· 讓你的後背加長、加寬，延伸到土地上。
· 想像兩邊肩膀越分越開，或是想像肩膀脫落下來，跟頭顱的距離拉開了。
· 讓肋骨的活動比平常稍微大一些些。

◆接下來呢？

前面這個練習要每天做一遍，持續做一星期。接下來所設計的練習，目的是透過延長吐氣的長度，直接改善呼吸方式。

覺察練習20

1. 以半仰臥的姿勢躺在地板上或床上（請見「覺察練習19」）。
2. 現在，把吐氣的時間拉長，比前一次吐氣再稍微吐得久一些。
3. 重複吐氣幾次。請務必注意，千萬不要用力或是緊繃起來——完全不必刻意「做些什麼」，只要單純把吐氣吐得長一些就好了。
4. 當你吐出多一點空氣時，肺臟裡面便會騰出大一點的空間，於是，你接下來根本不必刻意做任何事，吸氣自然會吸得比較深。
5. 重複練習十次。

一旦你習慣了這個練習，在你進行日常活動之餘，便可以隨心所欲，一天想做幾次就做幾次。

這個練習做得越多，你的呼吸就會越深沉、越平穩。

改善體內的空氣循環

當你覺得「覺察練習20」的方法你已經做到駕輕就熟了，接著便可以進一步做下面的呼氣練習。

覺察練習21

先用「覺察練習19」所概述的方法，進行幾分鐘的自我觀察。之後，你可以試試這個簡單的呼氣程序：

1. 輕輕呼出一些空氣——就像你在吹泡泡一樣，不要一下子吹得太用力或太快，以免造成肌肉緊繃起來，妨礙到你的呼吸。
2. 盡你的所能，把氣吐得越久越好，但是不要繃緊肌肉，也不要硬撐到空氣都吐光了——如果你硬是那樣做，當你吸氣的時候，就會突然猛吸一口。
3. 吐完空氣之後，不要立刻吸氣，而是等空氣自己流回來。請務必確定你並沒有刻意憋住呼吸，或是妨礙到自然呼吸的反射動作。記得一定要用鼻子來吸氣。

4. 重複這個程序，練習六、七次。

做過這個練習之後，你應該會發現，你的呼吸開始變得比較綿長、深沉，而且也輕鬆多了。運用輕輕呼氣的方法，你的呼吸會讓肺臟排出比較多的二氧化碳，在肺臟裡面創造出自然的真空，帶動下一次的吸氣自然發生。如同「覺察練習20」的情形一樣，你不必刻意做些什麼，呼吸自然就會如此，於是肺臟內部的空氣循環被大幅改善了。

下一個練習稱為「梭吽呼吸練習」（So Hum breathing exercise）。「梭——」是吸氣的聲音，而「吽——」是吐氣的聲音。這個方法並不是亞歷山大技巧的一部分，而是源自於東方的冥想瑜珈修練，不過，我個人覺得它對改善呼吸非常有用，因此放在這一章裡面。

覺察練習22

1. 找個舒服的地方坐下來，用靠枕墊著，或是坐在椅子上。如果你喜歡的話，用背靠著牆壁也是可以的。把你的手放在大腿上，掌心朝下。

2. 仔細覺察你的呼吸韻律，這個韻律如同潮水拍打著海岸。一邊感受你每一次吸氣和吐氣的起伏交替，一邊想像海洋的浪潮在沙灘上前湧後退。

3. 當你感受到呼吸的起伏之後，開始把「梭吽」的聲音帶進呼吸當中。吸氣時，安靜無聲地對自己說「梭」；呼氣的時候，說「吽」。在舒服的限度之內，盡量延長說「吽」的時間。

這個練習可以隨你想做多久就做多久。許多人覺得這個方法很管用，有助於穩定紛亂的心思和情緒。

◆「啊」的輕語

接下來的練習是亞歷山大本人設計的，目的是幫助他的學生們重新學習以自然的方式來呼吸。亞歷山大每每宣稱他不喜歡使用呼吸練習，理由是呼吸練習會助長人們養成習慣性的行為，結果造成人們不再自行思考。然而，亞歷山大把接下來要介紹的這個程序視為特例，因為他強烈認為，這個程序的本質是屬於克制性的練習，人們在學習改善呼吸的過程中，可以藉由這個練習而避開目標取向的陷阱。

他把這個練習稱為「啊的輕語」(The Whispered Ah)。練習的時候，你可以站著、坐著，或是躺下來。

覺察練習23

做這個練習時請慢慢來，不要操之過急。

以下說明的每一個步驟，請務必花幾分鐘的時間好好做一遍。同時，請確認你已經做到舒適的地步，之後再進入下一個步驟。也許在完成一整套程序之前，你需要分成數段來進行練習。

1. 想像你的頸關節可以活動自如，比如想像你的頭顱可以任意往前、往上移動，甚至脫離脊椎。這個步驟可以讓脊椎伸展開來，有助於讓肋骨活動得更自在、不受拘束。

2. 留意舌頭的位置，讓它好好躺在你的嘴床（floor of mouth）上，舌尖要稍微碰觸到下排的門牙。這個步驟可以打通呼吸道，讓空氣自由進出肺臟。

3. 請確認你的嘴唇和臉部肌肉絲毫沒有繃緊。有個方法或許很有用，那就是在心裡想一件令你發出微笑的事情。

4. 讓下巴輕輕地下降，以便打開嘴巴，但是不要用力繃緊肌肉。做這個步驟的時候，如果你是讓下巴順著重力自然往下降，頭顱就不會往後仰。

5. 輕輕發出「啊」的聲音，就像你說出「哈」、「吧」的聲音那樣，直到你的呼吸自然進行到尾聲。請注意，不要為了趕著完成這個步驟，而用力把空氣快速吐出去，也不要為了想要排光肺臟裡面的空氣，而刻意延長發出「啊」的時間。

6. 輕輕閉上嘴唇，讓空氣從鼻子流進體內，填滿你的肺臟。不要刻意「吸入」下一口空氣。

7. 請仔細留意，當你輕輕發出「啊」的聲音時，身上有沒有哪個部位的肌肉被繃緊了？

8. 把上述程序重複做個幾次。

在所有的呼吸練習當中，我認為這個練習可說是「勞斯萊斯級」的練習，因為它可以在幾分鐘之內，讓呼吸變得深沉、平靜，好處是身體可以獲得充足的氧氣，排出大量二氧化碳。此外，這個練習同樣可以大幅改善肺臟內部的空氣循環，而且效果非常顯著，足以讓呼吸產生戲劇性的變化。即使是氣喘患者，一天只要做幾次「啊的輕語」練習，就可以獲益匪淺。

為了讓讀者明白這個方法到底多麼有效，現在請試試下一個練習。這裡務必注意：呼吸機制的運作是反射性的，因此它完全可以自動進行，不假外力，這一點你一定要了解。任何刻意要改善呼吸的做法都只會適得其反，對呼吸造成妨礙。人必須「閃一邊去」，讓呼吸的過程自然發生。

覺察練習24

1. 請你的朋友或親人把一隻手放在你的胸廓或腹部上面，計算在一分鐘之內，你吐氣吐了幾次。
2. 請確定你是以正常的方式在呼吸，並且試著把心思放在呼吸以外的地方，在心裡想著別的事情，完全不要去在意你的呼吸。

3. 一分鐘結束之後，把你吐氣的次數寫下來。

4. 重複上面的程序，只不過這回呼吸的時候，輕輕發出「啊」的聲音。計算這回的一分鐘之內，你吐氣吐了幾次？

我想，結果一定令你大吃一驚吧！據我所知，許多人的呼吸原本是每分鐘超過十六、十七次，然而，僅僅做完幾次「啊的輕語」練習之後，每分鐘的呼吸次數降到只剩五、六次而已。

請定期進行「啊的輕語」練習，它可以幫助你揪出有害的呼吸習慣，最終還能讓你的身體發展出效能比較高的呼吸系統。如果你正在上亞歷山大課程，我建議你跟著老師做這個例行練習，因為人們很容易誤解這個練習的說明。之所以容易產生誤解，是因為多數人都犯了一種毛病，亞歷山大稱之為「錯誤的感官覺知」（請見一一八頁），結果，即使人們用盡全力去遵循練習裡面的說明，實際上做出來的動作卻可能完全不是那麼一回事。

舉例而言，進行到程序中的第四個步驟時，許多人往往是把頭顱往後仰，而不是讓下巴自然下降。另外一些人的情況是，他們信心滿滿地認為自己的嘴巴已經完全張開了，但其實他們的上嘴唇和下嘴唇根本連二公分的距離都還不到呢！

如果你身邊沒有亞歷山大老師可以協助你，變通之道是利用鏡子來進行「啊的輕語」練習，如此一來，你多多少少可以看出自己到底有沒有按照說明把動作做正確。

個案分享

米凱拉的故事

回顧過往的人生歲月，米凱拉覺得她的呼吸在多數時候是很淺的，而且她經常感覺到胸廓周圍的肌肉瀰漫著無力感。此外，她經常覺得內心微微有一股焦慮，只不過她並不是為了那個原因而開始上亞歷山大課程。

在二十九歲那一年，米凱拉開始覺得臀部非常疼痛，而她身邊的人也談到，當她走路或跑步的時候，有一條腿的形狀看起來怪怪的，有點走樣了，於是她開始警覺到自己的狀況。當時她還是一名學生，在漢堡大學研讀經濟學和社會學，臀部的疼痛逐漸造成她無法專心讀書。

米凱拉僅僅上過一堂亞歷山大課程之後，臀部的疼痛便減輕了，之後她每上一次課，疼痛就變得輕微一些；到最後，她完全不覺得痛了。除此之外，她也發現她的整體姿勢獲得改善了，好處是走起路來輕鬆多了。現在她覺得自己的身體變得輕盈起來，動作比以前更靈活。亞歷山大技巧為她的生活帶來深刻的改變，使她大為震撼，於是，當她完成學業時，她決定接受培訓，希望成為一名亞歷山大老師。

不久，米凱拉的丈夫獲得一份在洛杉磯擔任動畫師的工作，於是她有機會前往洛杉磯的亞歷山大師資學院就讀。她非常喜愛培訓的課程，陶醉在其中。第二年，有位老師從紐約到她的學院進行訪問，教導為期一週的課程。這位老師的專長是運用亞歷山大技巧來重新教育呼吸系統，他幫助米凱拉把隱藏在橫膈膜裡面、沒來由的肌肉緊繃釋放出去，也教她放鬆許多跟呼吸有關連的其他肌肉。

米凱拉得到的指導是觀察呼吸。首先，她以半仰臥的姿勢躺著觀察呼吸，之後也在坐著、站著、走路、說話的時候進行練習。經過一個星期之後，她發覺她的胸廓比以前更靈活了；而且，當她有意識地讓呼吸變得深沉時，她的肋骨比從前活動得更好了。長久以來，她不曾體驗過這樣的感受，這份全新的感受讓她覺得非常舒適、自在。

米凱拉沉浸在前所未有的自在當中，她覺得自己的胸廓周圍膨脹起來，也覺得自己跟身體內的呼吸活動緊密連結在一起。她在年紀輕輕的時候養成了不健康的呼吸模式，如今她覺察到自己的呼吸模式，並且恍然大悟：無論何時，她都是繃著肌肉在呼吸，然而那些埋在肌肉深處的緊繃根本是無緣無故的。

米凱拉逐漸學會如何把肌肉的緊繃釋放掉，包括上胸腔、肋骨之間、腹腔內部的緊繃，甚至連盆底肌的緊繃也沒有例外地被她釋放掉了。除此之外，她的思考變得比以前清晰，結果是整個人更加平靜、放鬆。

接下來的那個星期，當米凱拉走在洛杉磯周圍的山坡上時，她的感受已經不可同日而語。回想當時的經驗，她說：「我像是一隻山羊似地，在山坡上蹦蹦跳跳。我覺得自己身輕如燕，走起路來一點也不費力。我實實在在感受得出來，我吸到的氧氣明顯增加了，這些額外的氧氣讓我更加有活力。」

這樣的體驗一直陪伴著米凱拉到今天，而且從那時候開始，她持續試著多多關注自己的呼吸。現在，她覺得自己跟呼吸是一體的，兩者之間的連結比從前更緊密了。經過二十年的歲月之後，如今她對自己的呼吸依然時時保持覺察，而她的呼吸一天比一天更自在，日日有進展。

她對呼吸這件事所做的努力，結出了甜美的果實。她覺得自己現在是個有自信的人，生活過得比以前踏實，活力比以前充沛，可以盡情去從事熱愛的活動；連她的朋友們也說，米凱拉看起來活力四射，比以前更加容光煥發了。米凱拉把所有的這一切歸功於她的肋骨和腹部，由於她的肋骨和腹部比以前更能活動自如，因此她的身體才能獲得充足的氧氣，沐浴在川流不息的氧氣之中。

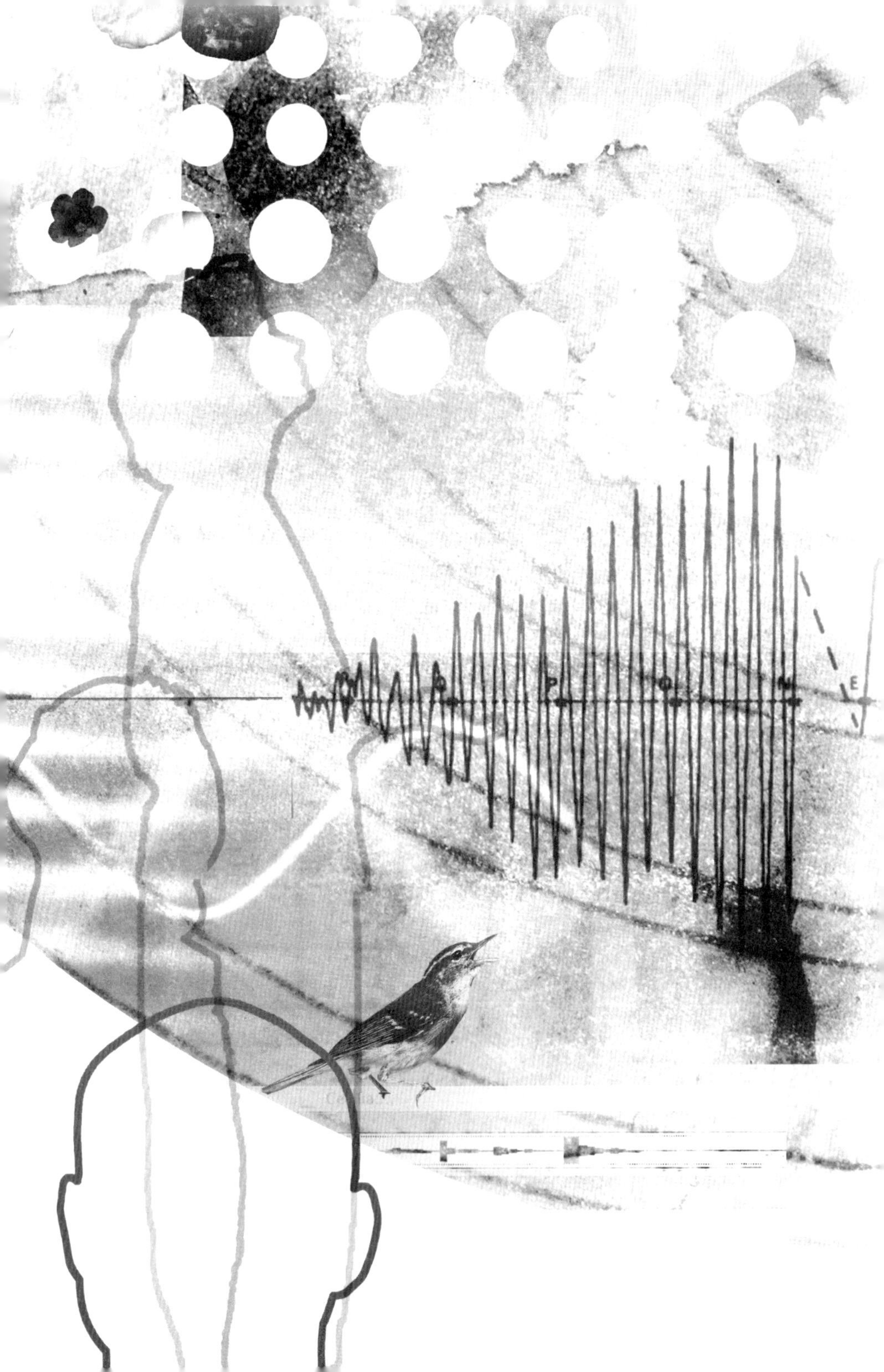

第八章

❖

聲音與呼吸

人類的嗓音是世界上最美妙的樂器，卻也是最難演奏的。

——理查．史特勞斯（Richard Strauss）

人的聲音從哪裡來？

人類發出聲音的方式實在讓人難以想像，至於聲音聽起來細不細緻，則要看聲音的靈活度、可變性與表現力。事實上，要說出一句完整的話，必須動用喉嚨和臉部的許多肌肉；下巴、舌頭和雙唇必須一起合作，協調到完美的地步，才能把每一個字的聲音說得清清楚楚。

以上提到的每一條肌肉，都是由成千上百的肌肉纖維組成，而每一個字的發音，都有特定的肌肉運動模式與之對應。每一個字該如何發音的訊息，全都儲存在大腦的特定感官區域中。

聲音能透露出人的思想、感受和情緒狀態，讓其他人明白，箇中巧妙之處，在於說話者的語氣。「你今天還是那麼忙嗎？」一句話可以傳達出多樣的訊息，端看是以哪種語氣說出來。一個人說話的口吻可以顯示他的心情是快樂或哀傷，怒焰高張或心平氣和，窮極無聊或興奮不已，滿懷恐懼或一派悠閒……等等。同一句話，一旦說話方式改變了，話中的含意也很容易跟著產生轉變。瑪雅．安吉洛（Maya Angelou）是美國的女

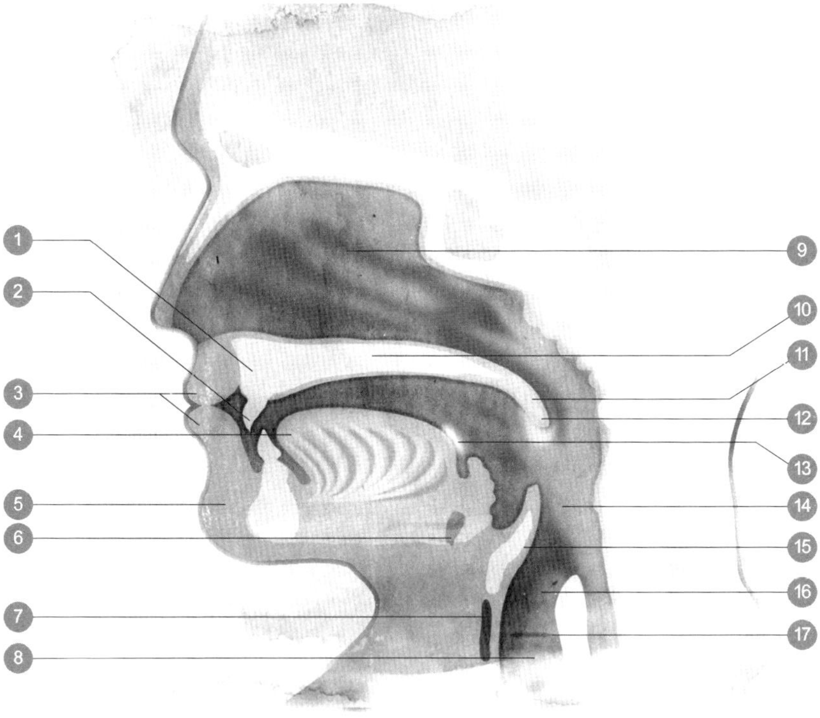

1. 上齶
2. 牙齒
3. 嘴唇
4. 舌頭
5. 下頜
6. 舌骨
7. 甲狀軟骨
8. 喉頭
9. 鼻腔
10. 硬顎
11. 軟顎
12. 懸雍垂（小舌）
13. 扁桃腺
14. 咽頭
15. 會厭（喉頭蓋）
16. 食道
17. 聲帶

演員、詩人兼歌唱家，她曾經說過一句話，用來總結以上所說的現象再適合不過了。她說：「文字的含意，不能只看白紙黑字，而是要用聲音說出來。有了人聲的浸潤，文字的深意才有跡可尋。」

依據一個人說話的速度快慢、語氣強弱，我們可以界定出此人的個性、氣質和性情。更進一步來說，一個人說話的習慣會塑造出他的個人風格，反之亦然。

我們每天都需要用聲音跟別人交談、溝通。即使是工作上不需要演唱、吟誦或是演講的人，為了好好跟別人談事情，為了把話說清楚，健全的聲音也是不可缺少的。在日常生活中，我們可以不假思索做出一千零一種各式各樣的動作。然而，許多人在說話、唱歌的時候，卻從來沒有思考一下，聲音究竟是怎麼回事？人為什麼能夠發出聲音來說話？

為了保有健全而清晰的聲音，認識聲音運作的方式，並了解發出聲音所需要的條件，用處將會很大。以下，我們就來探究聲音是怎麼運作的。

人類之所以能夠發出聲音，主要的條件包含：

・聲音的動力來源：肺臟
・振動機制：聲帶
・共鳴系統：喉嚨、口腔內部和鼻子內部
・發聲器官：嘴巴、舌頭、牙齒和雙唇

在接下來的內容中，我們將逐一探討發出聲音的主要條件。

○聲音的動力來源

聲音的動力來源便是我們所吸入的空氣。前面曾經提到，當我們吸氣時，橫膈膜會下降，把胸腔撐開，讓空氣進入肺臟裡面；吐氣時，情況正好相反，橫膈膜會往上抬，把空氣從肺臟推擠出去。在吐氣的過程中，氣流會通過氣管，從喉頭的聲帶逸出，接著，聲帶使得這道氣流產生聲波，也就是我們說出來的話；通過喉頭的氣流越強，聲音的強度就越大。不過當然了，震動的部位也必須同時運作正常，一切才能順利。

如果我們創造出一股穩定、強大的氣流，就可以發出強而有力的清晰聲音。因此，影響發聲的主要關鍵之一，就在於我們的呼吸方式。簡而言之，要是憋住呼吸，就不可能發出聲音——即使只是喃喃細語，也必須呼吸空氣，否則便辦不到。

覺察練習25

・請完全憋住呼吸，同時試著說出這個句子：「西班牙的降雨主要是發生在平原地帶。」

你應該發現到了，在這種狀態下，其實你根本發不出任何聲音來。要是你真的發出了一絲聲音，那也不是出於你個人的意願，而是空氣逸出聲門（聲帶之間的縫隙）的聲音。

○振動機制

喉頭（或者稱為「音箱」）位於氣管的上方，也就是喉結的位置。喉頭裡面有兩條聲帶，這兩條聲帶會彼此協調運作。說話時，我們吐出去的空氣會經過喉頭，從兩條閉

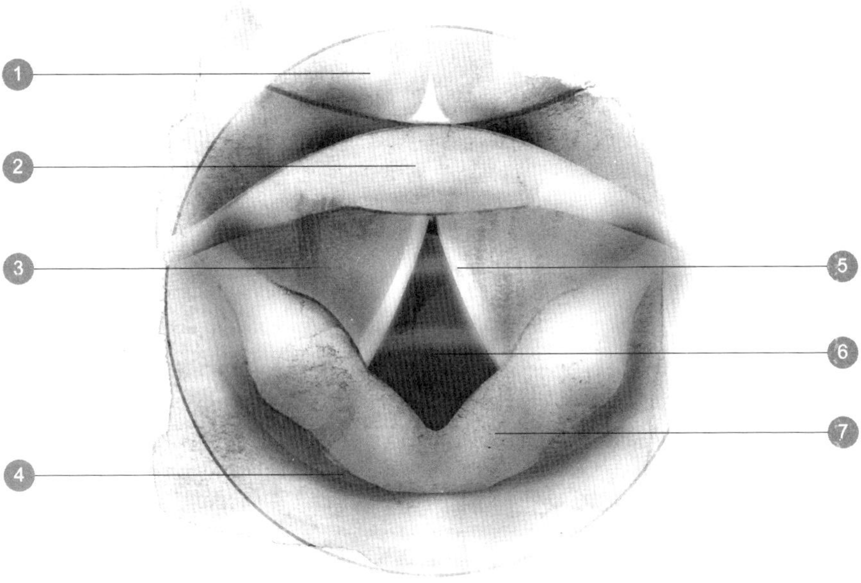

❶ 舌頭　❹ 食道　❻ 氣管

❷ 會厭　❺ 聲帶　❼ 軟骨

❸ 前庭褶皺

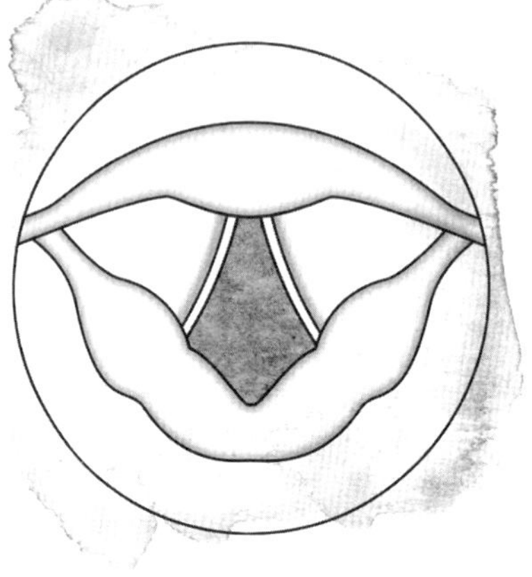

呼吸時，兩條聲帶往外張開。

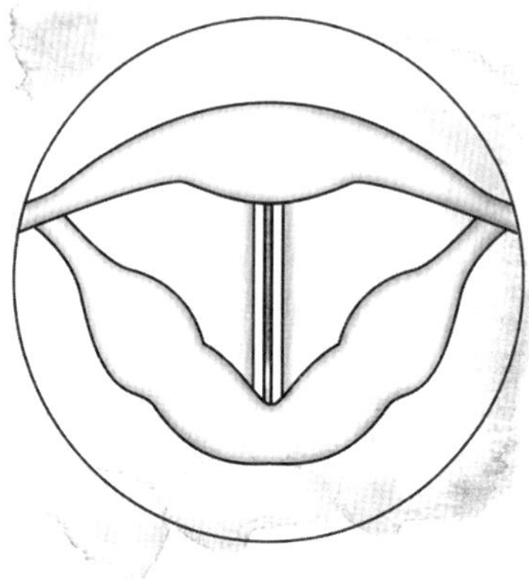

說話時，兩條聲帶閉合起來。

合的聲帶中間穿梭而過，往上流動。

聲帶是具有彈性的肌肉，空氣穿梭而過的時候，聲帶會產生振動，每秒的振動次數介於一百次至一千次之間，端看我們製造出來的音調有多高。

音高是由聲帶的長度、質量和緊度所決定，而聲帶則是由喉頭的其他肌肉加以控制，控制方法非常類似於氣球洩氣的情況。當空氣從氣球裡面洩出去的時候，如果你把氣球的開口捏得小一點，開口處就會產生振動，發出刺耳的尖嘯聲。空氣受到推擠而穿過聲帶時，情況也類似如此。

當一個人正常呼吸時，兩條聲帶是分離的（往外張開）；說話或唱歌的時候，兩條聲帶就互相靠攏（閉合起來），造成聲帶振動，於是發出聲音。

男人的聲音往往比女人低沉，原因在於喉頭的結構和聲帶的長度。成年男性的聲帶長度介於一．七至二．三公分之間（最長大約是一吋），而成年女性的聲帶長度介於一．二五至一．七公分之間（接近半吋）。

由於這樣的差異，男人說話的平均頻率大約是一百二十五赫茲（每秒鐘震動的次數稱為「赫茲」），而女人說話的平均頻率大約是二百一十赫茲。孩童的聲帶比他們父母的聲帶更短，因此說話的頻率往往高於三百赫茲。

聲帶本身只能製造類似嗡嗡作響的微弱噪音，功能有如喇叭的吹口。因此，我們還需要一套共鳴系統，以便把噪音轉換為有意義的字句。

覺察練習26

· 輕輕靠攏雙唇，試著發出嗡嗡的哼唱。
· 請留意喉嚨、嘴巴、嘴唇，甚至是鼻子內部產生的振動，這些振動全部來自於聲帶，聲帶每秒鐘會振動好幾百次。

○共鳴系統

聲帶製造出聲音之後，聲帶上方的空腔會讓聲音被放大、修飾，這些空腔統稱為共鳴系統。共鳴系統由喉嚨、嘴巴、鼻子三者共同組成，聲音的音量在這裡被創造出來，帶有能量。從解剖學的角度來看，產生共鳴的三個主要區域是口腔、鼻腔和咽腔。

鼻腔、口腔和咽腔讓聲音產生獨一無二的特色，例如音質、腔調和音量。我們可以把這些空腔跟管樂器做個比較。以長號為例，為了讓長號發出聲音，空氣必須從演奏者的肺臟流出來，經由嘴巴到達嘴唇，接著進入長號的吹口，在吹口產生振動而發出聲音；之後，空氣穿過樂器，在樂器內部獲得增強。

人的嗓音也是經由類似如此的過程，被修飾成各式各樣的說話聲。稍微想一想，你就明白人聲的變化範圍有多大，簡直到了無所不包的地步，例如喃喃細語、說話、吟誦、歌唱、大吼、尖叫等等。

覺察練習27

・用嘴巴發出「啊」的聲音，同時慢慢地張大嘴巴。

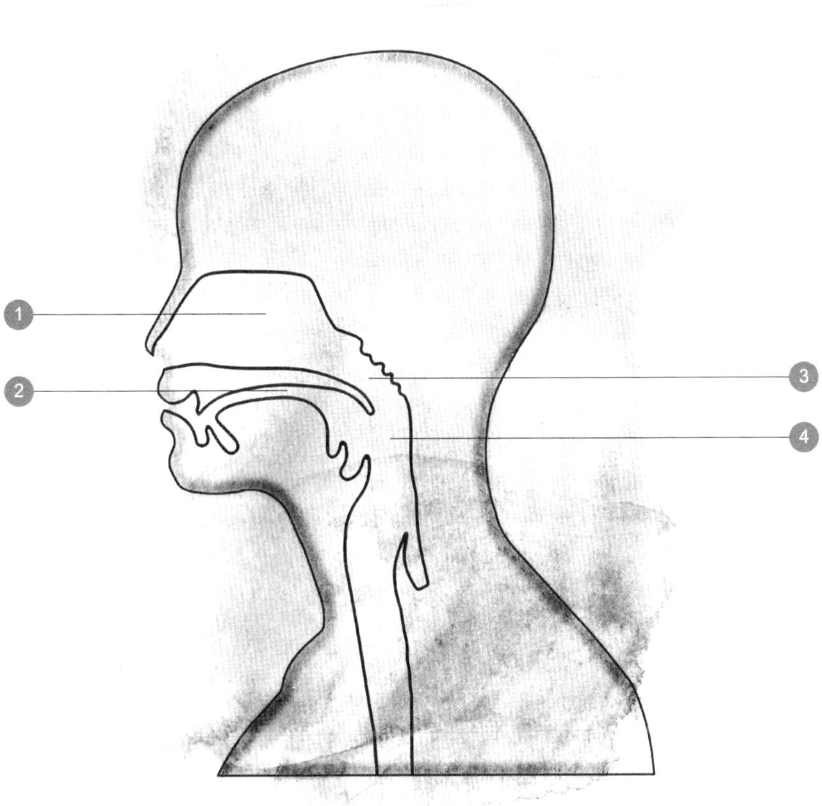

1 鼻腔　3 顎咽腔

2 口腔　4 咽腔

．一開始先把下巴放低，接著把嘴巴打開——只要改變嘴唇的形狀，就可以把嘴巴張到最開了。

當你做出上面所說的動作時，請留意「啊」的聲音有沒有發生變化呢？

○發聲器官

要發出說話的聲音，必須動用舌頭、嘴唇、牙齒和下顎。聲帶製造出聲音之後，這些發聲器官的動作會持續將聲音加以塑造、改變。藉由控制舌頭和嘴巴的動作，你便能在唱歌或說話時創造出各式各樣的歌聲，說出所有的字音。

覺察練習28

．如同「覺察練習25」一樣，請說出這個句子：「西班牙的降雨主要是發生在平原地帶。」不同的是，這次請把兩排牙齒併在一起，並且想辦法不要移動舌頭或嘴唇。

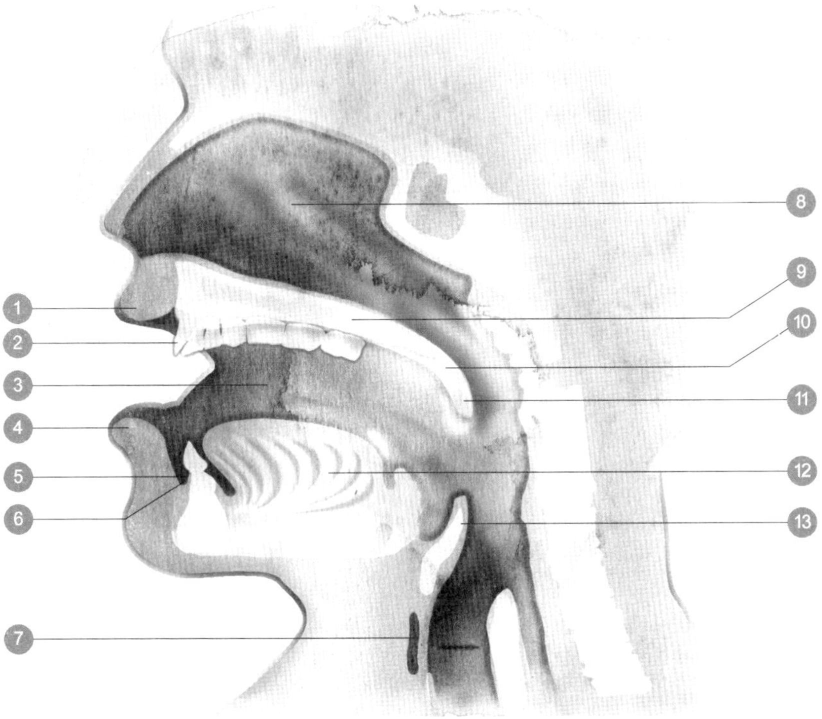

1. 上唇
2. 牙齒
3. 臉頰
4. 下唇
5. 牙床
6. 前庭
7. 舌骨
8. 鼻腔
9. 硬顎
10. 軟顎
11. 懸雍垂（小舌）
12. 舌頭
13. 會厭（喉頭蓋）

這下子你明白了，若是沒有發聲器官，我們發出來的聲音會是什麼樣子？在這種情況下，人與人之間根本很難聽懂對方在說些什麼。

覺察練習29

· 做這個練習時，你只要玩一玩你發出來的聲音就行了。

· 你可以先用嘴巴發出「啊」的聲音，然後換成「ㄝ」的聲音，接著換成「喔」，最後再換成「咿」。

· 當你發出這些不同的聲音時，請仔細留意發生了什麼變化。

你有沒有感覺到某些空腔的振動增強了呢？藉由這個實驗方法，你可以親身感受出人類所製造的聲音有多麼千變萬化！

在聲音健全的人身上，四個主要的發聲器官會合作無間，因此輕而易舉就能說話、唱歌。然而，有一點很重要，請務必了解：如果不呼吸，即使只是區區一個字，你也會說不出聲音來；而且，任何會妨礙呼吸的事情——在整個發聲系統中，無論是哪一條肌肉繃得太緊了——都會直接影響到你發出來的聲音。

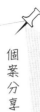

個案分享

安妮的故事

安妮才剛開始學走路的時候，呼吸系統便出問題了。她母親會徹夜不眠地照顧她，擔心她睡覺睡到連呼吸都停了。大約就在那時候，醫生診斷出安妮罹患了氣喘性支氣管炎，每次她一感冒，病情就演變成嚴重的支氣管炎和哮喘。讀幼稚園之後，這個疾病造成安妮請假請了將近五十天之多。她記得很清楚，晚上家人都入睡了之後，只有她還在為了呼吸而掙扎。

等到安妮進入青春期，支氣管炎的恐怖發作再也沒發生過，不過呼吸過敏卻成為她的另一場惡夢。少女時期的安妮是教會唱詩班的一員，同時她也積極參與學校的合唱團表演。儘管如此，出於害羞的天性，安妮最安心的事情莫過於隱身在團體裡面唱歌，或是進行民謠自彈自唱，因為這樣可以把她露臉的機會降到最低。後來，她就讀一所小型的藝術學院，需要在一大群觀眾的面前表演獨唱，她為此而焦慮萬分。

她回憶說，為了發出一個聽起來很自在的聲音，她必須費盡全力才能吸到足夠的空氣，而且，她的身體緊繃到肩膀高高地聳起來，以至於「兩邊肩膀好像成了掛在耳朵下面的耳環」。有一次，她跟學院裡的合唱團一起登台表演，其中有一段重頭戲由她擔任獨唱。當時，她覺得右邊的肩膀彷彿卡住一顆壘球，不過她順利完成了演唱，連她自己都深感訝異。

直到此時，安妮才明白過來，她的自信與她的呼吸，都因為小時候養成的身體習慣而被束縛住了，她無法自在地吸到足夠的空氣來唱歌，喉嚨緊縮起來，以至於唱到後來簡直上氣不接下氣，筋疲力竭。有很長的一段時間，她一直掙扎要不要去參加試唱會，因為她無法把心安在當下，好好唱完。有一年夏天，她去參加一場歌劇培訓課程，她只記得她走進了試唱間，接著又走了出來，至於試唱過程中發生了哪些事情，她什麼也不記得了。

到了三十歲時，安妮開始跟著一位女士學習發聲課程，當時那位女士正在接受亞歷山大技巧的師資培訓。某個週末，這位老師把一小群學生聚在家裡開工作坊，安妮也去參加了。當天的講師是來自紐約的客座老師，名叫貝瑞．阿卡亞（Beret Arcaya）。在安妮心中，那天的課堂景象依然歷歷在目，即使那是三十多年前的事了。

貝瑞在工作坊中說明亞歷山大技巧的概念，並且就每位學員的演唱給予個別指導。那天對安妮來說，彷彿是一片遺失已久的「聲音拼圖」終於拼齊全了，短短幾個小時的課程，把她對呼吸、歌唱、表演的理解，全部翻轉了過來。她領悟到，所有令她疑惑的問題已然有了答案，而答案就鋪陳在她面前。

安妮說：「當時我的歌聲簡直不堪入耳，在那樣的危機之下，亞歷山大技巧可說是我的救命恩人。揪出那些毫無是處的習慣之後，我開始學習安於當下，讓心平靜下來，充分信任自己的聲音和呼吸。那位和藹可親的專家本身正好也是一位歌唱家，跟她合作的經驗讓我找到自己的立足點。在那一天，我的生命第一次有踏實感。」

在之後的亞歷山大課程中，安妮開始放下多年來的緊繃，把錯誤的習慣改正過來。她的緊繃和習慣源自於她的激情，一心要向別人證明自己的能力。安妮找到了新的定位，她開始享受演唱的過程，不去在意演唱的成果，於是舞台上的她明顯比以前更沉穩，更能安於當下。追根究底之後，她發覺她的上台焦慮只有一部分是出於渴望證明自己，另外的一部分則是出於她的姿勢以及無益的習慣模式。

藉由學習亞歷山大技巧，她改變了自己的呼吸，呼吸障礙的毛病幾乎不再發作，只剩下季節性過敏的問題。後來，安妮去修讀博士班課程，她發現自己有了足夠的信心，可以對著一大群觀眾演講、教學。她越來越喜歡在各種地點登台演唱，覺得自己獲得一份天賜的非凡禮物，對世界有了全新的觀點，從此勇於接納各種可能性。

最後，安妮獲得了音樂博士學位，在一所小型的藝術學院擔任聲樂教授，學校的音樂部門也支持她成為亞歷山大老師。安妮發現，亞歷山大技巧的每一項根本原理都有助於她成為更優秀的聲樂老師，而且，一旦學生覺察出他們自身的習慣會妨礙到歌聲的美感，身體的能量便能夠獲得提升。她看到學生的演唱功力轉變了，正如同她自己多年前因為那個工作坊而發生轉變一樣。事實上，許多曾經受教於安妮的學生紛紛表示，在她的課堂上，最大的收穫就是學到亞歷山大技巧。

安妮說：「我有幸和許多亞歷山大技巧老師共事，他們真是令我感謝不盡。我自己學習亞歷山大技巧的過程充滿了快樂，跟別人分享的歡喜同樣也是説也説不完。能夠與別人心心相連，並且安於當下，真是一件幸福無比的事。人生的快樂之一，就是與人分享。要是我能夠早幾年學到亞歷山大技巧，那就更好了，因為那樣的話，我相信亞歷山大技巧必定可以為我的呼吸和演唱帶來深厚的影響，讓我把歌聲唱得更有感情、更動人。」

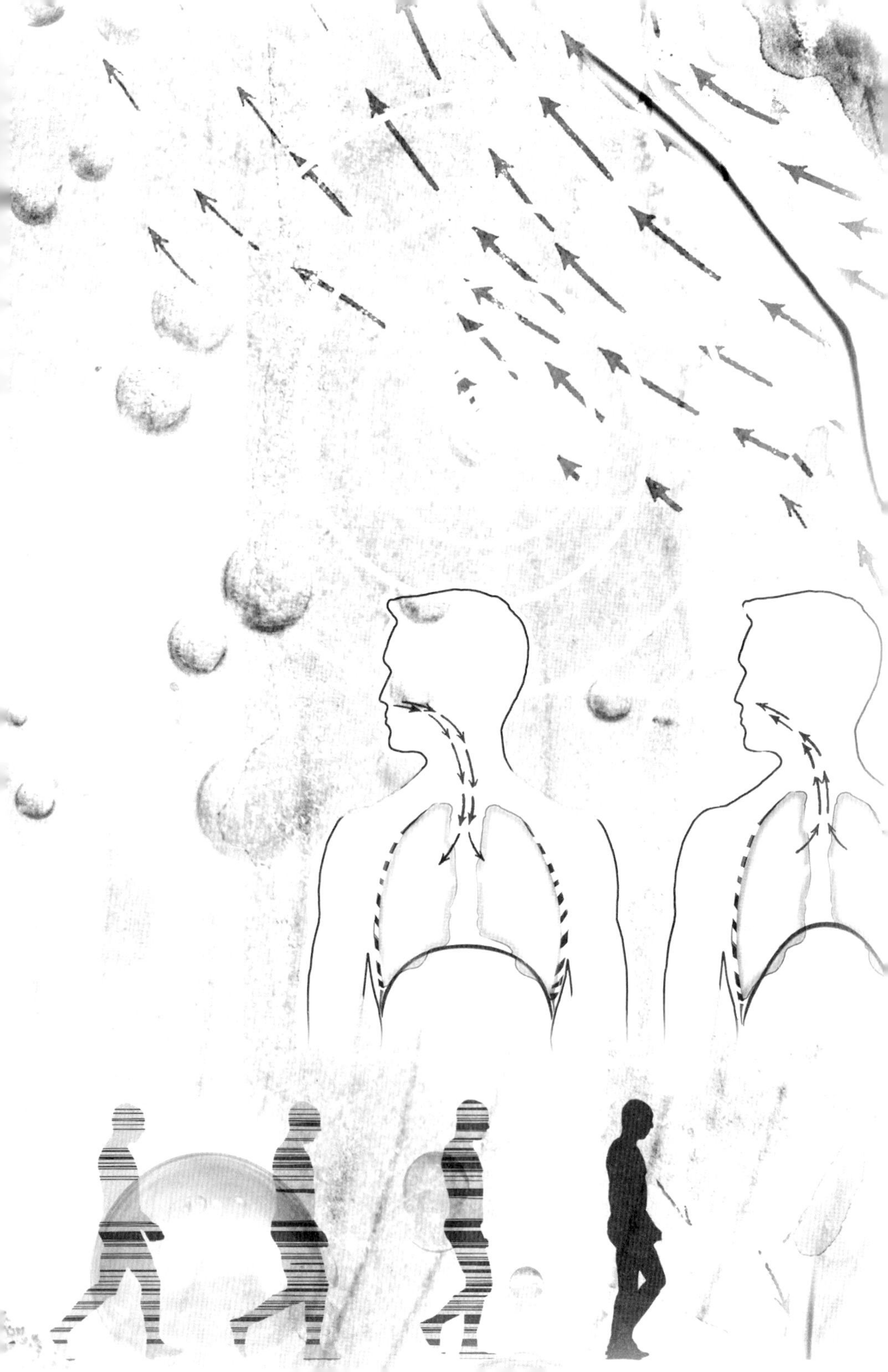

第九章

❖

呼吸與動作

大眾普遍有個誤解，以為呼吸只靠兩片肺就可以了。不過，事實告訴我們，呼吸活動是全身器官通力合作的結果。

在呼吸的過程中，肺的角色其實是被動的。肺之所以膨脹，是因為胸腔擴張開來，而胸腔主要是向下擴張，而非向上擴張。當胸腔收縮時，肺就消扁下去。

良好的呼吸牽涉到許多肌肉的運作，包括頭顱、頸部、胸腔和腹腔的肌肉。證據顯示，身體內的任何肌肉組織如果長期緊繃過頭，自然的呼吸活動便會受到阻礙。

——亞歷山大·洛文（Alexander Lowen）

如何消除緊繃感

只要好好實行第七章所介紹的練習，呼吸就可以產生一定程度的改善。不過，唯有全身上下的肌肉緊繃都消除了，我們的呼吸才能真正開始回歸自然的模式。我們所做的每一個動作都會影響到呼吸——差別在於影響的結果是好還是壞。如果我們以沒必要的方式來做動作，把肌肉繃得太緊，那麼毫無疑問地，結果一定會讓呼吸受到拘束。反過來說，如果我們把肌肉繃緊降到最低，呼吸便能輕鬆自在，順暢無礙。

肌肉需要能量才能發揮功能，因此它需要源源不絕的氧氣。若問身體的動作會對呼吸產生何種影響，只要看看一個人狂追公車或快步上樓的模樣就知道了——身體為了獲得更多氧氣，呼吸速度會瞬間加快起來。其實，任何一種動作都會引發呼吸加快，不過，當出力的程度很輕微時，我們往往不會注意到前後的變化，因為呼吸聲還不至於明顯聽得到。

根據以上所說，我們可以做出合理的推論：一個人使用身體的方式會對他的呼吸帶來深遠的影響。無論走路、說話、坐下或抬東西，如果我們把動作做得過於緊繃，被牽動到的肌肉就需要更多氧氣；反之，如果我們用高效能的方式來做同一個動作，耗氧量就不需要那麼多。

一個人若是習慣以不當的方式來使用身體，多年之後，身上的自然呼吸機制就會遭到嚴重的破壞。如果我們懂得運用亞歷山大技巧，便能夠以效能比較好、比較輕鬆的方式，做出日常生活中的各種動作，好處是肌肉緊繃減少了，身體大致上沒有太多壓力，如此一來，呼吸便可以獲得大幅改善。

◆放鬆自己

坐下、起立是單純無比的動作，因此當人們發現自己竟然為了坐下、起立而花費許多無謂的力氣時，往往會大吃一驚！看看身邊的例子，你便會發現，有些人只不過是坐下、起立而已，動作卻做得氣喘吁吁，那根本是沒必要的。事實上，我們經常可以見到有人只是彎腰撿個很輕的東西，比如一枝筆或是一張紙，卻因此而閃到腰，背部肌

Point ▶ 一個人使用身體的方式，會對他的呼吸帶來深遠的影響。

肉嚴重受損。

第五章曾經提過，我們生活在「急速運轉的世界」裡。許多人的成長環境充斥著為目標而奔忙的壓力，凡事要跟時間賽跑，在這種情況下，我們的動作往往跟「迎戰或逃跑」（fight or flight）的反射回應掛上勾，結果做動作時把肌肉繃得太緊了，次數一旦累積多了之後，便形成生活模式。這種傾向在今天已經相當嚴重了，以至於牙醫發現許多人有磨牙的毛病，即使在睡夢中依然無法放鬆。

我們之所以沒注意到身上的肌肉緊繃一直在累積，主因是每天累積的量只有一點點而已，令人難以察覺。直到有一天，身體開始疼痛起來，我們才發現情況不對勁了。然而，即使事情已經走到這樣的地步，我們依然沒看出問題的癥結在於「是我們自己把身體繃緊的」，反而在心裡想著：「我身上有地方不對勁了，不過我必須學習忍耐背痛或膝蓋疼痛，繼續把日子過下去。」

事情的真相是，一個人無論是腰痠背痛、筋痠骨痛，或者身上這裡、那裡覺得不舒服，那個殘害身體的罪魁禍首，正是他自己。到最後，長久累積下來的緊繃感開始干擾身體與生俱來的協調性，開始妨礙身體的姿勢，尤其是妨礙到呼吸。

忙碌緊繃的動作會危害到全身上下的器官，多數人卻完全忽略這一點。人們只知道身體不對勁了，可是不清楚事情的來龍去脈。即使是最先進的醫療檢查，例如X光、電腦斷層掃描（CAT scan）、核磁共振造影術（MRI）等等，也檢查不出肌肉承受的張力大到什麼程度、繃得多麼緊。

當身體無法正常運作，功能失靈了，人們可能到處尋醫，看這個醫生又找那個醫生，希望能查出病因。然而，醫生往往無法做出明確的回答。人們幾乎沒問過自己：「我是不是對自己的身體做了什麼，現在才會痛得不得了？」

◆認識動作

藉由學習亞歷山大技巧，我們開始體認到：一個人必須為自己的疼痛負責，因為我們一直在過度拉緊全身上下的肌肉系統，時間一久，便造成各種疼痛與不適。當我們學著把緊繃的肌肉放鬆下來，疼

Point ▶ 我們開始體認到：一個人必須為自己的疼痛負責。

痛自然會逐漸緩和，很快就消失無蹤了。

由於緊繃已經成為根深蒂固的習慣，因此，在無人協助的情況下，要把緊繃釋放掉是有難度的，甚至光是連找出哪裡有緊繃，都不是一件容易的事。長年來，我們習慣在身體裡面背負某種程度的緊繃，把緊繃視為自身的一部分。下面有兩個練習，可以幫助你認識習慣性動作的力量有多大。

覺察練習30

1. 站在一面鏡子前面。
2. 用你平常的方式，迅速把兩隻手臂交叉抱在胸前。
3. 仔細看清楚，哪一隻手露在外面？抱在裡面的又是哪一隻手？
4. 接著，用相反的方式，將你的兩隻手臂交叉抱在胸前。也就是說，把平常放前面的那隻手抱在裡面，把平常抱在裡面的那隻手露在外面。反之亦然（如果你發現相反的方式做起來很容易，請好好確認，你是不是用了習慣性的方式雙手抱胸，自己卻沒有注意到）。

覺察練習31

1. 拿一顆檸檬或橘子，以你慣用的那隻手擠出汁來。
2. 接著，換成使用另一隻手去擠汁。

請仔細留意，當你做這兩個動作時，前後有哪裡不一樣嗎？

用平常不習慣的方式去做動作時，一開始會覺得很彆扭。不過，經過一番練習之後，你就會開始覺得動作正常多了。

◆破除習慣

越是根深蒂固的習慣，對呼吸的干擾程度就越大，而且幾年下來，呼吸可能因此而發生改變，變得比天生自然的方式快得多、淺得多，對身體造成不利。到最後，這種呼吸模式會形成另一個習慣，導致我們誤以為淺而快的呼吸是正常的。

為了能輕鬆、自然地呼吸，我們需要一套沒被繃緊的肌肉系統，因為橫膈膜、胸廓和肺臟都必須能夠輕鬆自在地活動才行。肌肉裡面的緊繃根本毫無必要，我們需要學習把它釋放出來，這是很重要的一步，以便讓呼吸回歸天生自然的和諧模式。

從事情的反面來說，情況也一樣。當你越來越能覺察到自己的呼吸，同樣地，你對自己做動作的方式也會更有覺察力。當你覺察到自己的動作習慣時，你可能會發現你把不當的緊繃和壓力施加到自己身體上——或許好幾年來、甚至數十年，你一直都是如此地對待你的身體。

以不當的方式使用身體，對呼吸會有多大的危害呢？從撿東西這個平常的動作就可以看出端倪。請試做下面的練習：

覺察練習32

1. 放一枝筆在低矮的椅子上，然後在椅子前面站定位。
2. 吐氣時，輕輕說出「啊」的聲音，音量要能聽得到；同時，把椅子上的筆撿起來，但是不可以彎曲膝蓋。你可能發現到了，當你做這個動作的時候，呼吸變得很困難，甚至於你必須憋住呼吸，才能撿起筆來。

3. 重複步驟2，這回撿筆的時候，請彎曲你的臀部、膝蓋和腳踝。

許多人習慣彎曲脊椎，而非彎曲臀部、膝蓋和腳踝。你應該聽得出來，當你彎曲的部位是膝蓋而非背部時，呼吸變得比較自在、輕鬆了。

◆克制動作

克制（這是亞歷山大技巧的重要原理之一，第三章和第六章曾經介紹過）的意思很單純，就是在做出任何動作之前，暫時停住片刻。做出日常動作之前，如果你能學著暫停片刻，好好覺察自己的呼吸，那麼你將能夠帶著覺察去完成那個動作。

這樣做的好處是你的動作會大為輕鬆，不會白白浪費無謂的力氣，如此一來，你的能量就保留住了。等到一天快要結束的時候，你就不會覺得身上的壓力有多大。

許多人運用亞歷山大技巧，訓練自己時時對動作保持覺察之心，他們的感受是呼吸明顯改善了，緊接而來的結果是感受到身體比以前更有活力，生活品質提高了。小孩子的身上似乎有無窮無盡的精力，原因之一就是他們的呼吸很沉穩，身體的運作達到高度和諧，能量不會白白浪費掉。許多成年人也同樣是如此。

在日復一日的生活中，我們在身體、心靈、情緒各層面發展出特定的行為模式，這些行為模式別人看得一清二楚，我們自己卻往往沒有覺察出來。面對事情時，我們可能有一整套固定的回應方式，卻絲毫沒有考慮那套回應方式是否恰當。存在我們身上的刻板模式多如牛毛，可是都隱藏在意識層面之外，於是我們一再重蹈覆轍而無從覺察。

做動作之前，只要我們稍稍停住片刻，找出最輕鬆、效能最優的方式來做動作，那麼不僅可以避免把無謂的壓力施加到身體上，長期而言，也可為自己省下大量的時間。古人說「三思而後行」、「欲速則不達」，如今我們生活在急速運轉的世界中，這些格言真是一語中的。一旦我們得知自己有什麼樣的呼吸習慣，便可以學習去克制它。

覺察練習33

1. 做幾個呼吸，好好覺察你的呼吸方式。吐氣三、四次之後，暫時停住一、二秒，再繼續下一個呼吸。讓空氣自然吸入體內，不要刻意用力去幫忙吸氣。
2. 重複上面步驟，連續做個幾次，但是要避免有意地將空氣吸入身體裡面。

這裡要特別提醒各位，請務必了解這個要點：要克制的對象不是呼吸的運作機制，而是人們常常繃緊肌肉去吸氣的習慣。

接下來是另一個相當有用的克制練習，請試著做做看：

覺察練習34

1. 大聲朗讀這本書裡面的幾個句子。每當你需要吸氣時，請張開嘴巴呼吸。
2. 再大聲朗讀一次，只不過這一回改成用鼻子來呼吸。

這兩種呼吸方式，哪一種讓你覺得比較正常呢？留心一下，或許那就是你平常習慣的呼吸方式。

用鼻子呼吸遠比用嘴巴呼吸舒服多了，因為鼻子裡面有成排的纖毛，灰塵和空氣中的其他粒子會被過濾掉。纖毛的作用有如一面濾網，可以避免髒東西跑入肺臟。除此之外，鼻子和鼻腔會使吸入的空氣暖和起來，冷空氣便不至於直達肺臟內部。

用鼻子呼吸還有另一項好處，那便是保持鼻竇乾淨。請養成使用鼻子呼吸的習慣（年幼的小孩即是如此），因為用鼻子呼吸比用嘴巴呼吸更健康。

改掉不良習慣

關於亞歷山大技巧，我們可以這樣說：亞歷山大技巧的精神並不是要人們學習什麼前所未有的新東西，而是要人們重新想起遺忘已久的東西——在童年時代，每個人都知道該怎麼呼吸才自然。

因此，我們不妨如此定義：亞歷山大技巧是教人改掉不良姿勢習慣的歷程，或者，亞歷山大技巧是「對自我的心理和身體重新加以教育」。無論是哪一種定義，背後的含意都很深遠，因為在亞歷山大技巧的協助之下，無論人們在生活中遇到何種情況，都有能力做出恰如其分的反應，因而可以預防未來面臨壓力、罹患疾病的可能性。

Point ▶ 一旦我們得知自己有什麼樣的呼吸習慣，便可以學習去克制它。

亞歷山大曾經說，未來不是人能夠決定的，不過人可以決定自己的習慣；而人所擁有的習慣，則決定了他們會擁有什麼樣的未來。這句話的意思是說，人們今日所養成的習慣——無論是呼吸方面的習慣，或是其他習慣——經過多年之後，他們必定要為自己的習慣付出代價，想要改變這樣的結果，除非人拿出自覺，好好決定自己要做什麼、不做什麼。

亞歷山大也說：「停止錯誤的做法，正確的方法自然會開始運作。」換句話說，只要停止妨礙天生而來的呼吸機制，我們的呼吸自然能發揮良好的效能，而且倍感輕鬆。許多人僅僅上過一、兩次亞歷山大技巧課程之後，便覺得身體輕盈起來，呼吸也自在多了，整個人比以前更加舒適。

這樣的感受在一開始是相當短暫的，很快便消失，不過，隨著上課的次數增加，這股感受會逐漸融入生活之中。在我教過的人之中，許多人表示他們已經體驗到健康呼吸的自然韻律，而那樣的韻律是自

Point ▸ 在童年時代，
每個人都知道該怎麼呼吸才自然。

然出現的，不必刻意而為。如果可以的話，我鼓勵讀者去上亞歷山大課程，你會發現你的呼吸大幅改善，受益無窮。

個案分享

蒂娜的故事

蒂娜參加亞歷山大課程已經好幾個月了，有一天，一項重大經驗改變了她的呼吸方式。事情發生在芭芭拉．嘉娜寶（Barbara Conable）所帶領的工作坊。

正常人吸氣的時候，肋骨會擴張、加寬，可是蒂娜做覺察練習時，發現自己竟然是反其道而行，她的肩胛骨往內縮，背部因而變窄了。蒂娜大惑不解，非常想知道自己到底是怎麼一回事。當芭芭拉徵求自願者到教桌上示範呼吸動作時，蒂娜沒有半點猶豫，立刻站了出去。

蒂娜躺在教桌上，臉部朝下，在胸腔的上半部墊了一個靠枕。芭芭拉鼓勵她運用

「啊的輕語」技巧，有意識地吸氣、吐氣。同時，芭芭拉幫蒂娜放鬆脖子，好讓蒂娜的頭顱從脊椎頂端放鬆下來——如此一來，蒂娜的背部伸長了，肋骨也擴張開來。經過幾次呼吸之後，芭芭拉抬起蒂娜的左腳踝，延長她的左腿，好讓腿從骨盆上放鬆下來。接著，芭芭拉在蒂娜的右邊重複相同的動作，讓右腿也放鬆下來。當蒂娜覺得伸展出去的雙腿彷彿脫離了骨盆時，她覺察到骨盆和後背的空間都增加了。

讓雙腿伸展而脫離骨盆，以及覺察自己的呼吸，當這兩個條件加在一起的時候，蒂娜身上許多不必要的肌肉緊繃通通被卸下了。那天課程結束時，蒂娜的身高多了五公分，她覺得自己從內到外被統整起來了，一股前所未有的全新感受油然而生。

這份覺察和放鬆讓蒂娜產生徹底的改變，無論在身體層面或心靈層面都是如此。在那個經驗發生之前，每當蒂娜要開口說話，她會先做幾個呼吸，而且，她的呼吸活動集中在前胸上方，她會把胸腔往前推，以這種方式來自我保護。套用她自己的說法，那是她的「裝甲模式」，下意識藉此自保，以便抗拒過去的不愉快經驗。

胸口的緊繃被釋放出去之後，長期霸占她腹部的緊繃也一併煙消雲散了。此後，當蒂娜跟外界互動的時候，她更能感受到自己跟身體、呼吸是同在的。參加那個工作坊之前，蒂娜的覺察能力一直停留在身體外圍的層次，至於身體裡面的狀況，她極少留意，甚至無知無覺。

僵化的模式之所以能維繫下來，靠的是長期繃緊的肌肉，一旦肌肉開始放鬆，僵化的模式便失去支撐力，此時，埋藏在肌肉裡面的所有情緒、記憶，便會逐一浮現出來。

接下來的幾個月之內，蒂娜用淚水和笑聲把壓抑在心底的種種情緒宣洩出去。這番經驗讓蒂娜滿心感激，原來她對呼吸的覺察，密切關係到她能否把緊繃釋放出去。她也終於明白，她身上的肌肉承受著許多生理上和情緒上的緊繃，而那些緊繃，來自於昔日的創傷和不愉快的經驗。

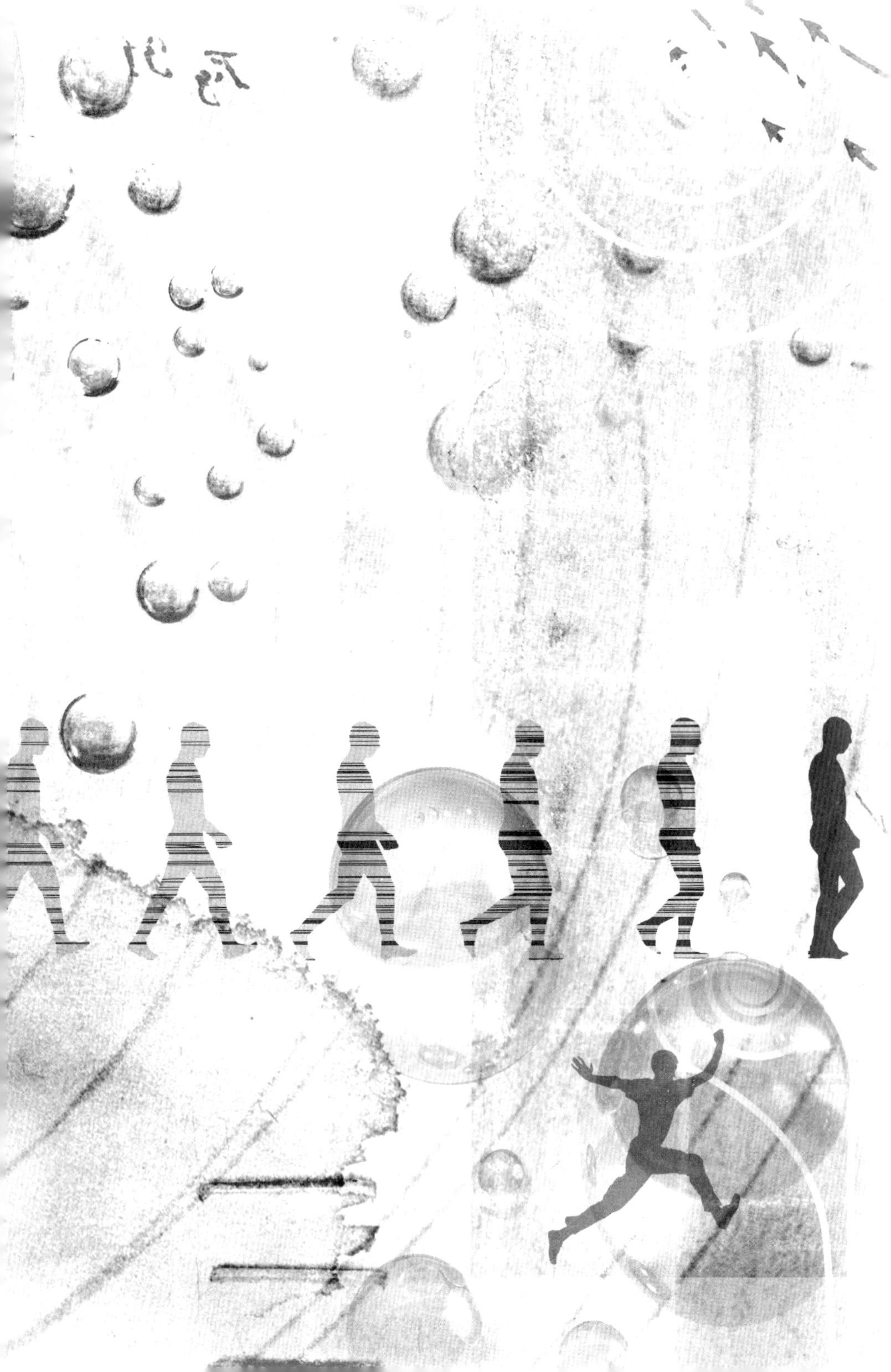

第十章

❖

改善姿勢，找回健康與幸福

所有的門派傳統都承認，有某種永恆性的潮汐消長，緊緊牽連著我們的呼吸。

當我們能夠有意識地覺察內在的潮汐，便跟大我產生了連結。說起來似乎簡單易行，親身做過的人便知分曉。

溫柔地留意你的呼吸，絕對不要動念去控制它，只要觀察它即可，讓它以最自然、最無拘無束的方式來來去去。

——魯米（Rumi）

靜態姿勢的改善

從前面那一章我們已經知道，一個人做動作的方式會對呼吸產生影響。在這一章我們將會發現，即使身體已經處於靜止不動的狀態，比如坐著或站著，我們還是有可能對自己的呼吸造成妨礙。

人的基本姿勢可能對呼吸造成巨大的影響，姿勢和呼吸密不可分，兩者永遠形影相隨，無法個別討論。說起來不難理解，不良的姿勢對呼吸危害甚大，原因就在於肋骨和脊椎是互相連接的。如果我們無緣無故地彎曲脊椎，或是拱背、聳肩，肋骨的活動便會被限制住；一旦肋骨受到束縛，肺臟的活動也就連帶被束縛住了。簡而言之，不良的姿勢習慣會使呼吸的吐納量受到限制，而且是極為顯著的限制。

◆坐姿

我們經年累月習慣於有害的姿勢，其中有許多姿勢在童年求學時期便已種下禍因（請見第一章）。最近我聽廣播時，聽到有位校長談起孩童的姿勢。他說，小孩子剛開始上學時，身形是挺拔美好的，他們熱切地想要學習，眼睛會直接與人對望。可是，當孩子離開學校時，他們的體態變得很糟糕，對學習失去了興趣，而且不再直視別人的眼睛。他提出疑問：「我們的教育到底對孩子做了什麼？」這實在是問得好！

多數孩子成長到五歲的時候，姿勢體態就很好看了。可是一旦進入學校，他們必須坐在設計差勁的椅子上，椅面和椅背都往後傾斜，造成孩子被往後、往下拉，遠離課本而坐。為了能靠近桌子寫字，他們只好把脊椎的上半部彎曲成明顯的弧度，伏在桌前。

這個動作會產生嚴重的後果，使得胸廓、橫膈膜和肺臟都無法舒適自在地活動，對呼吸系統造成嚴重的妨礙。這實在沒有道理，因為學生在課堂上必須勤奮地運作大腦，才能吸收老師所教的內容，而大腦需要氧氣才能思考；問題是，彎腰駝背地坐一整天會造成大腦的供氧量不足，學生的專注力和思考力必然大受影響。

很快地，這種坐姿會養成習慣，結果到了不必伏案寫字的時候，

Point ▶ 彎腰駝背地坐一整天會造成大腦的供氧量不足，專注力和思考力也大受影響。

我們還是繼續彎著腰、駝著背，以彎曲脊椎的姿勢去做許多例行動作。

下面的練習可以讓你清楚地感受到，當背部和肩膀往內縮的時候，肺部的容量就被改變了。請預先準備兩個大小相似的氣球。

覺察練習35

1. 拿一顆新的氣球在手上，以合理的姿勢在椅子上坐直。接著，深深一口氣，立刻把氣吹入氣球中，並打上死結，以免氣球漏氣。
2. 拿第二個氣球，以癱軟的姿勢坐在椅子上，把肩膀往內縮、背部駝起。同樣深深吸一口氣，立刻把氣吹入氣球中，打上死結。

當你比較這兩個氣球時，你會發現第二個氣球明顯比第一個氣球小得多。姿勢對呼吸的影響有多大，從兩者之間的對照就可以看得清清楚楚。

你也可以在不同的椅子上做這個練習，先在一張硬質的餐椅上坐直，然後換成在軟沙發上面坐直。

不論只是坐個一時半刻，或是需要長時間久坐，一把具有支撐性的椅子都是必要的，以便身體能維持良好的姿勢。如果你的日常座椅或是汽車座椅會往後傾斜，你可以利用楔形坐墊（wedge cushion）來修正坐姿——請確認坐墊是由密實一點的高級發泡材料製作而成。泡材鬆軟的坐墊比較便宜，不過改善姿勢的效果並不理想。

非常重要的一點是，第一天使用坐墊的時間不要超過一小時，之後再逐漸延長每日使用的時間，如此你身上的肌肉才能慢慢適應新的坐姿。過了三、四個星期之後，這個坐墊就可以讓你坐得舒適自在了，到那個時候，你可以愛坐多久就坐多久。不過話說回來，你最好還是每個小時至少起身一次，站起來活動一下筋骨，因為即使你的坐姿很健康，連續坐太久對身體還是有害的。

楔形坐墊在什麼時機用處最大呢？當你的身體為了特殊原因而必須往前傾的時候，例如寫字、打電腦、用餐、開車等等，它就非常有用。或者，你也可以換另一種方式，使用可以任意調節的椅子，如此你便可以根據活動的型態，把椅子調成適當的坐姿。請翻到書末的參考資源，裡面有網路零售商的詳細資料，你可以買到高品質的楔形坐墊與可調式座椅。

有件事很重要，一定要知道。唯有當你的身體處於活動狀態時，楔形坐墊和前傾式座椅才派得上用場，如果你想要讓身體放鬆下來，便不適合使用這兩樣東西。

◆站姿

一個人站立的方式也可能妨礙到呼吸。站著跟坐著一樣，都是人體活動的方式，而不僅是姿勢而已。如果你仔細看小孩站立的方式，你會發現小孩的身體並不是靜止的，而是輕微地晃動著，目的是為了保持平衡。他們的晃動不是出於本意，而是身體的反射自然如此。成人的狀況則不同了，他們是以怪異而不平衡的方式站著。即使人們有心要改善姿勢，卻傾向於採取僵固的直立姿勢，問題是，如果刻意站得筆直、把肩膀往後拉，整個肌肉系統便會繃緊起來，結果，連用來呼吸的肌肉也一併被繃緊了。

這種僵硬的姿勢對呼吸所造成的妨礙，可能跟癱軟的姿勢相差不多，甚至還可能妨礙更大。除此之外，當我們自以為站得很挺直時，身體的實際姿勢可能不是直立的。許多人的身體動覺並不準確，心裡明明覺得站得很直了，事實上卻是身體向後傾斜，腰椎過度彎曲，骨盆往前推。

下面這個練習可以幫助你覺察自己的站姿：

覺察練習36

・你平常習慣怎麼站，現在就以那樣的方式站上幾分鐘。這應該是個讓你百分之百覺得正常的站姿。

・留意一下，你是不是有哪一隻腳比另一隻腳承受著更多體重呢？或者說，哪隻腳的肌肉繃得比較緊？

・你會不會覺得腳跟承受的體重大於腳趾頭承受的體重呢？或是情況是顛倒過來的？腳板的哪一側會覺得壓力比較大呢？是外側，還是內側？

・問問自己，有感覺到兩個膝蓋被一股強大的緊繃感銬住嗎？或者兩個膝蓋太過放鬆，結果彎曲了？

・留意你的呼吸方式，觀察呼吸活動發生在你身體裡面的哪個地方？

你可能可以清楚地感覺出來，接下來的幾個呼吸比平時的呼吸大得多了。

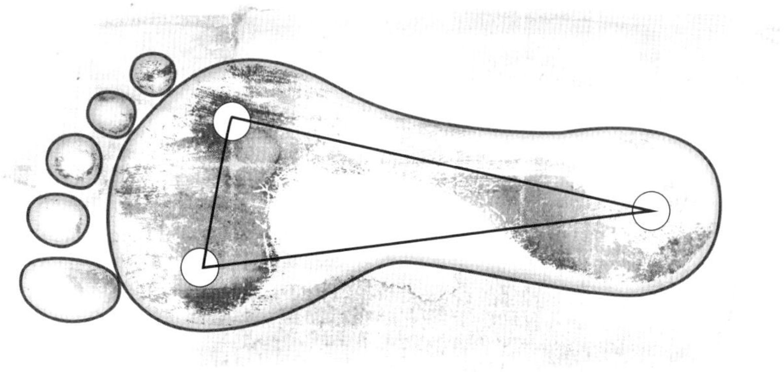

人體站著的時候，只要兩隻腳所承受的體重不平均，那就意味著身體沒有處於平衡狀態，必須額外繃緊肌肉才能穩住身體，如此便會影響到呼吸了。

你可以利用鏡子來確定自己的站姿是否平穩，萬一身邊沒有鏡子可照，你可以留意兩腳所承受的體重，從中得出一些端倪。當人體不平穩的時候，體重會落在腳板的前半部、後半部、內側或外側。如果平時你能規律地留意雙腳分攤體重的比例，就比較容易覺察出自己的站姿是什麼模樣。

一般而言，身體的重量應該落在腳板的三個點上面，如此身體的平穩度就會相當不錯。第一個落點是腳跟，第二個落點是腳掌，第三個落點位於腳板外側，靠近小趾頭的地方。一個人要是習慣把身體重心落在這三點之中的兩個點或一個點上面，身體就難以平衡，於是必須拉緊更多肌肉，才能保持直立。這些額外的肌肉緊繃會影響到呼吸，帶來危害。

你也可以看看別人的站姿，同樣會有一些幫助。遇到人潮大排長龍的時候，不妨試著觀察別人，如此也能讓你對自己習以為常的站姿保持比較高的覺察力。

◆改善站姿

到底該怎麼站才正確呢？方法不是只有一種而已。事實上，有很多種站姿不會造成身體承受過度的壓力，也就不至於妨礙到呼吸，不過身體的平穩度才是關鍵所在。下一個練習可以幫助你避免在站立的時候拉緊肌肉，因此可以改善你的呼吸。

覺察練習37

1. 兩腳站直，分開大約三十公分寬——這個距離可以形成穩定的基礎，把你的身體支持住。請注意，這個寬度是兩腳內側的距離，個子高的人必須把兩腳分得更開一些，個子小的人則要把兩腳靠近一些。

2. 把一隻腳往後移動十五公分，讓百分之六十的體重落在後面的這隻腳。一般人常見的毛病是使用單側的髖關節來支撐體重，結果影響到全身骨架的平衡和協調。為了避免這個毛病，請把你後面的這隻腳偏轉大約四十五度角。

如果你發現你的骨盆往前推，不要刻意把身體往前挺，而要在腦海裡想像：骨盆慢慢放鬆下來，自行回到它原本的位置上（請記住，你只是在腦海裡想像而已，不要真的做出動作）。人們站立的時候往往傾向於過度彎曲背部的弧度，這個想像的步驟有助於消除這種傾向。

你有覺察到呼吸發生了什麼變化嗎？

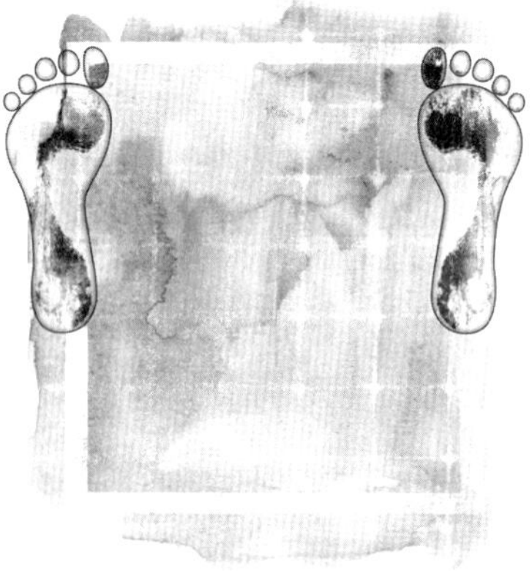

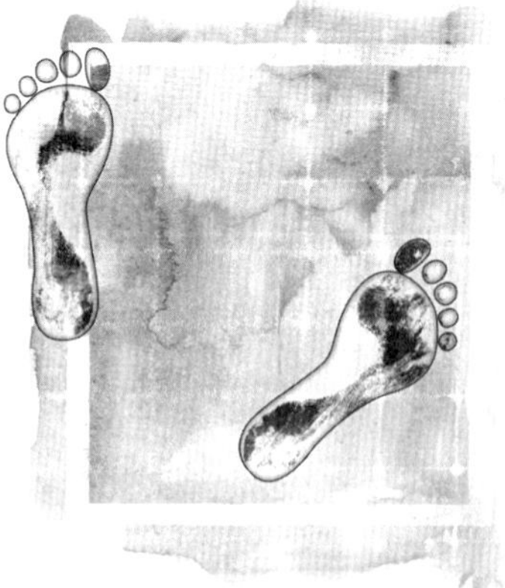

衣著與配件的選擇

前面的內容已經讓我們明白，呼吸牽涉到所有呼吸肌的活動，而呼吸肌的活動大部分是發生在腹部和胸廓，因此，避免穿著會綁住腹部和胸廓的衣著，才能有益呼吸。過緊的皮帶和領帶，以及貼身的襯衫、夾克和洋裝，這類衣著最好能免則免。

如果你不確定某件衣服會不會對身體造成束縛，那就穿上它，連續做一分鐘的深呼吸，如此你便能感受出衣服是不是過緊了。

◆高跟鞋的危險性

腳上穿的鞋子也可能影響到呼吸。在〈何種鞋子讓你難以正常走路〉（Why Shoes Make Normal Gait Impossible）這篇文章中，威廉・羅西博士（Dr. William A. Rossi）提到，鞋跟每升高二・五公分（一吋），身體就會往前傾斜十度。

穿上高跟鞋的人為了避免身體向前傾斜而跌倒，必須徹底改變原本精確平衡的身體結構，把骨盆向前轉，如此一來，骨盆腔和腹腔裡的內臟便失去了支撐力，此時身體為了勉強保持平衡，只好強烈彎曲腰椎的弧度，結果肌肉、肌腱和韌帶全部被拉緊了。更重要的是，身體不平衡的狀況會造成全身上下的肌肉都繃緊起來，尤其頭顱、頸部和背部的肌肉繃得最緊，於是頭顱受到向後、向下的拉力，導致全身的結構縮短，對呼吸產生不利影響。

鞋跟越高，身體往前傾斜的角度便越大，形成的問題也就更嚴重，因此鞋底越平坦越好，對呼吸才有益。如果可以的話，我推薦你去買 Vivo 的赤腳鞋（Barefoot），這個品牌的鞋子是為了改善人體的活動而特別設計的，鞋底十分平坦（請見書末的參考資源）。

內心平穩

不良呼吸習慣所帶來的危害，不僅僅是肉體的健康受損而已，連心靈和情緒層面的幸福感也會遭殃。身體、心靈、情緒三者密不可分，亞歷山大是領悟到這一點的先驅人士之一，而且他十分清楚，呼吸效能太差時，心靈和情緒層面的幸福會蒙受其害。

一個人的情緒狀態或心靈狀態為何，可以從不規則而淺快的呼吸看出端倪。許多人即使不曾抱怨呼吸方面有問題，卻經常覺得壓力沉重、沮喪，或是心情好不起來。除此之外，生活步調加快的狀況也會透過呼吸反映出來。

如果能夠學習自然的呼吸方式，等到一個呼吸完全結束之後，再進行下一個呼吸，那麼，普遍存在於現代人身上的日常壓力和緊繃感將大為降低。

自然呼吸的潛能是非常強大的，根據我個人親眼所見，許多人的心跳原本快得不正常、血壓過高，可是重新學習呼吸方法之後，他們的心跳減緩了，血壓也降低了。

之前曾經提過，人們經常被教導要運用「深呼吸」來平復情緒，也提過許多冥想技巧、瑜珈、武術傳統會借用呼吸的力量，因為呼吸能將沉著、祥和、寧靜的感受帶入身體之中。然而，我們隨時隨地都可以覺察自己的呼吸，不必等到報名學習瑜珈、太極、冥想的時候，

Point ▶ 呼吸效能太差時，心靈和情緒層面的幸福會蒙受其害。

才開始體會呼吸平靜人心的力量。只要把意識貫注在呼吸的動作上，我們便可以成為更有自覺的人，開始享受生命的美好與完整。

享受呼吸

自然的呼吸方式可以是生活中的喜樂泉源之一。當我們感受到肺臟充盈著新鮮、清淨的空氣，喜樂便油然而生。空氣為我們補充源源不絕的生命活力，也讓神經系統獲得撫慰。當我們的呼吸方式越來越歸於自然，呼吸就變得更加飽滿、自在，身體、心靈、情緒的效能會開始提升起來，於是生活中的勞累減少了。

當我們開始拋棄各種有害的姿勢習慣、思考習慣、情緒習慣，每當身體進行一次吸氣和吐氣，隨之而來的便是神智越來越清明、內心越來越幸福。透過抉擇呼吸的方式，我們的生命可以煥然一新，常保熱情。

Point ▶ 停止妨礙身體內的呼吸機制，
讓呼吸順其自然。

對呼吸保持覺察也可以幫助我們把心安於當下，不牽掛過去，不煩惱未來。事實上，無論身處何時何地，沒有任何一事的分量足以阻擋你對呼吸抱持感恩之心。一行禪師的話道盡了箇中含意，值得好好深思，他說：「吸氣而入，身體和心靈都平靜下來；呼氣而出，凡事微笑以對。安住於眼前的一刻，此即當下。」

從事實面來說，你已經知道如何完美地呼吸了，該做的事便是停止妨礙身體內的呼吸機制，讓呼吸順其自然。從今而後，無論你身在何方，無論晨昏朝夕，無論你在做什麼，你都可以有意識地呼吸，陶醉在深刻的感受中。所以，你還等什麼呢？

致謝

感謝以下每一位人士，若非他們協助，本書不可能有機會面世。

首先，向我的精神導師普呂姆．拉瓦特（Prem Rawat）致上特別的謝意。由於他的教導，我第一次認識到每一次呼吸都無比珍貴。其次，感謝早年教導我的亞歷山大技巧老師們。我於一九八〇年代受訓成為亞歷山大技巧老師，期間得到許多老師的啟發與支持，包括：丹尼．蕾莉（Danny Reilly）、尚．麥高文（Jean McGowan）、崔栩．海明威（Trish Hemingway）、珍．哈爾（Jeane Haahr）、喬登．哈爾（Jorden Haahr）、丹尼．麥高文（Danny McGowan）、安妮．派堤（Anne Battye）、唐．伯頓（Don Burton）、克里斯．史蒂文司（Chris Stevens）、保羅．柯林（Paul Collins）、大衛．高曼（David Gorman）等等。

此外，感謝葛蕾納．巴森（Glenna Batson）博士，她的週末呼吸課程帶給我許多知識。大力感謝潔西卡．吳爾芙（Jessica Wolf）的帶領，「呼吸的藝術」工作坊真是太精彩了！吳爾芙的出色助手是潘蜜拉・布蘭克（Pamela Blanc），在此一併感謝。

同時，感謝泰莎・莫尼卡（Tessa Monica）和尼克・艾迪森（Nick Eddison），他們兩位一接觸到這本書時，立即看出本書在呼吸領域的分量，全程支持出版計畫。

本書的撰寫過程獲得許多人士協助讀稿、提供灼見，內容得以更完善。這些人士包括：米里姆・沃爾（Miriam Wohl）博士、葛蕾納・巴森（Glenna Batson）博士、鮑伯・布里頓（Bob Britton）、珍妮・赫里希（Jane Heirich）、賴瑞・沃爾頓（Larry Walton）、安・羅迪斯（Ann Rhodes）教授。

此外，感謝我的經紀人蘇姍・蜜爾斯（Susan Mears）協助處理合約。感謝編輯凱蒂・寇絲比（Katie Golsby）為這本書勞心勞力。感謝布萊柔・阿特金斯（Brazzle Atkins）、莎拉・魯尼（Sarah Rooney），以及Eddison出版社的所有工作人員協助本書的設計、製作與發行。

最後，感謝為本書提供個案資料的三位人士：米凱拉・沃珍莫斯（Michaela Wohlgemuth）、蒂娜・基利（Tina Kiely）、安・羅迪斯（Ann Rhodes）。

參考資源

◆有用的網站

本書作者理查．布蘭能在愛爾蘭的哥爾威市（Galway）有個私人診所，他同時也在該市開設全愛爾蘭唯一的亞歷山大師資培訓中心，並且頻繁往返於歐洲、美國，教授週末課程與一週課程。欲知詳情，請上網拜訪：www.alexander.ie 以及 www.alexandertechniqueireland.com

◆有聲輔助（CD與MP3）

《如何呼吸》（*How to Breathe*）

這套有聲課程帶領你進行本書的許多覺察練習，是很實用的輔助工具，設計目的是引導你改善呼吸方式，包括協助你溫和地延長吐氣時間，讓吸氣自然發生而不費力。這套輔助課程可以反覆聆聽，每一次都能讓你有所收穫。購買請見 www.alexander.ie/audio.html

呼吸 DVD（*Breathe DVD*）

潔西卡．吳爾芙（Jessica Wolf）製作的影片名為「呼吸的藝術」，長度是十八分鐘。這部影片是有史以來的創舉，以三度空間的動畫展示與呼吸有關的所有肌肉、骨骼與器官，影片內容會讓觀眾對和諧呼吸的獨特韻律深表讚嘆。就專業層面而言，這部影片對健康中心專家、演員、發聲與歌唱老師、瑜珈教練、運動員、物理治療師都大有用處；對於非專業人士而言，這部動畫有助於導正人們對於呼吸的諸多誤解。氣息是能量強大的燃料，可以解決錯誤的呼吸方式所引發的毛病，為生活儲存活力。購買請見 www.jessicawolfartofbreathing.com/rib-animation/

《自助式半仰臥》（*Self-help Semi-supine*）

這套有聲引導教材堪稱是本書的完美搭配，長度大約四十分鐘，內容是帶領你進行一項簡單的程序，幫助你把無謂的肌肉緊繃釋放出去。這套教材有助於改善呼吸和姿勢，進而預防或舒緩背痛、頸部痠痛、頭痛與壓力。購買請見 www.alexander.ie/audio.html

◆ 輔助配件

坐墊

優質的楔形坐墊可以改善汽車座椅和辦公室座椅所造成的不良坐姿，帶來舒適感，詳情請見 www.alexander.ie/cushion.html

鞋類

以亞歷山大技巧為出發點所設計的跑鞋和日用鞋，詳情請見 www.vivobarefoot.com

◆亞歷山大技巧課程

學習亞歷山大技巧可以讓呼吸方式獲得顯著的改善。欲了解你附近的亞歷山大技巧老師或課程，請聯絡以下的組織（網站上列出的所有老師都受過為期三年的密集訓練）：

英國

亞歷山大技巧教師協會（Society of Teachers of the Alexander Technique, STAT）是亞歷山大技巧的第一個機構，成立時間最為悠久。網站上的師資主要來自於英國和愛爾蘭（關於愛爾蘭的網站，請見下面的 ISATT），網址為 www.stat.org.uk

美國

北美亞歷山大技巧協會（American Society for the Alexander Technique，AmSAT），網址為 www.amsatonline.org

澳洲

澳洲亞歷山大技巧教師協會（Australian Society of Teachers of the Alexander Technique, AuSTAT），網址為 www.austat.org.au

加拿大

加拿大亞歷山大技巧教師協會（Canadian Society of Teachers of the F. M. Alexander Technique, CANSTAT），網址為 www.canstat.ca

愛爾蘭

愛爾蘭亞歷山大技巧教師協會（Irish Society of Alexander Technique Teachers, ISATT），網址為 www.isatt.ie

紐西蘭

亞歷山大技巧教師紐西蘭協會（Alexander Technique Teachers' Society of New Zealand, ATTSNZ），網址為 www.alexandertechnique.org.nz

南非

南非亞歷山大技巧教師協會（South African Society of Teachers of the Alexander Technique, SASTAT），網址為 www.alexandertechnique.org.za

欲查詢其他國家的亞歷山大技巧網站，請上網至 ww.alexandertechniqueworldwide.com

◆其他有用的網站

呼吸與發聲網站

- 潔西卡·吳爾芙的「呼吸的藝術」網站：www.jessicawolfartofbreathing.com
- 珍妮·赫里希（Jane Heirich）的網站：www.alexandertechniqueannarbor.com
- 喬治婭·黛厄絲（Georgia Dias）的網站：www.voiceandalexandertechnique.eu

《引導雜誌》（*Direction*）

很出色的雜誌，專門為亞歷山大技巧的老師和學習者發行文章與訊息。網站上提供免費的有聲檔案、文章、現場訪談，以及過去二十五年來的期刊內容。網址為 www.directionjournal.com

有趣的文章和其他訊息

- www.ati-net.com
- www. alexandertechnique.com

◆延伸閱讀

理查・布蘭能的其他著作

- *The Alexander Technique: Natural Poise for Health*, Element Books 1991
- *The Alexander Technique Manual, Connections Book* Publishing 2004 (new edition 2017)
- *The Alexander Technique Workbook*, Collins & Brown 2011
- *Back in Balance*, Watkins 2013
- *Change Your Posture-Change Your Life*, Watkins 2012
- *Mind & Body Stress Relief with the Alexander Technique*, HarperCollins 1998
- *Stress: The Alternative Solution*, W Foulsham & Co Ltd, 2000

亞歷山大（F. M. Alexander）本人的著作

- *Constructive Conscious Control of the Individual*, Mouritz 2004

· *Man's Supreme Inheritance*, Mouritz 2002
· *The Universal Constant in Living*, Mouritz 2000
· *The Use of the Self*, Orion 2001

關於呼吸和發聲的書籍

· *Body, Breath and Being*, Carolyn Nicholls, D&B Publishing 2008
· *The Body in Motion*, Theodore Dimon, North Atlantic Books 2011
· *Voice and the Alexander Technique*, Jane Heirich, Mornum Time Press 2011

關於亞歷山大技巧的有趣書籍

· *The Alexander Principle*, Wilfred Barlow, Orion 2001
· *The Alexander Technique as I See It*, Patrick Macdonald, Sussex Academic Press 1989
· *An Examined Life*, Marjorie Barlow, Mornum Time Press 2002
· *F. Matthias Alexander: The Man and his Work*, Lulie Westfeldt, Centerline Press 1964
· *Freedom to Change (Body Awareness in Action)*, Frank Pierce Jones, Mouritz 1997
· *How to Learn the Alexander Technique*, Barbara & William Conable, Andover Press 1991

- *How You Stand, How You Move, How You Live*, Missy Vineyard, Marlowe & Company 2007
- *Thinking Aloud*, Walter Carrington, Mornum Time Press 1994

其他相關書籍

- *A New Earth: Create a Better Life*, Eckhart Tolle, Penguin 2005
- *Dr. Breath: The Story of Breathing Coordination*, Carl & Reece Stough, Stough Institute Inc. 1981
- *Peace Is Every Breath: A Practice for Our Busy Lives*, Thich Nhat Hanh, HarperOne 2011
- *The Power of Now: A Guide to Spiritual Enlightenment*, Eckhart Tolle, Hodder & Stoughton 1999

國家圖書館出版品預行編目資料

神奇的自然呼吸：消除痠痛、舒緩壓力、提升免疫力，身心平衡的37組呼吸練習 / 理查．布蘭能(Richard Brennan)著；歐陽羽譯. -- 二版. -- 臺北市：啟示出版：英屬蓋曼群島商家庭傳媒股份有限公司城邦分公司發行, 2023.02
面；　公分. -- (Sky系列；4)
譯自：How to breathe : improve your breathing for health, happiness and well-being
ISBN 978-626-7257-02-9(平裝)

1.CST: 呼吸法 2.CST: 健康法

411.12　　111022461

啟示出版線上回函卡

Sky系列004

神奇的自然呼吸：消除痠痛、舒緩壓力、提升免疫力，身心平衡的37組呼吸練習

作　　者／理查．布蘭能（Richard Brennan）
譯　　者／歐陽羽
企畫選書人／彭之琬
總 編 輯／彭之琬
責任編輯／周品淳

版　　權／吳亭儀、江欣瑜
行銷業務／周佑潔、黃崇華、周佳葳、賴正祐
總 經 理／彭之琬
事業群總經理／黃淑貞
發 行 人／何飛鵬
法律顧問／元禾法律事務所 王子文律師
出　　版／啟示出版
115台北市南港區昆陽街16號4樓
電話：(02) 25007008　傳真：(02)25007579
E-mail:bwp.service@cite.com.tw
發　　行／英屬蓋曼群島商家庭傳媒股份有限公司城邦分公司
115台北市南港區昆陽街16號8樓
書虫客服服務專線：02-25007718；25007719
服務時間：週一至週五上午09:30-12:00；下午13:30-17:00
24小時傳真專線：02-25001990；25001991
劃撥帳號：19863813；戶名：書虫股份有限公司
讀者服務信箱：service@readingclub.com.tw
城邦讀書花園：www.cite.com.tw
香港發行所／城邦（香港）出版集團
香港九龍土瓜灣土瓜灣道86號順聯工業大廈6樓A室　E-mail: hkcite@biznetvigator.com
電話：(852) 25086231　傳真：(852) 25789337
馬新發行所／城邦（馬新）出版集團 Cite (M) Sdn Bhd
41, Jalan Radin Anum, Bandar Baru Sri Petaling, 57000 Kuala Lumpur, Malaysia.
Tel：(603)90563833 Fax：(603)90576622 Email：services@cite.my

封面設計／李東記
排　　版／邵麗如
印　　刷／韋懋實業有限公司

■ 2018 年 2 月 22 日初版
■ 2024 年 8 月 15 日二版 1.5 刷
定價 330 元

Printed in Taiwan

城邦讀書花園
www.cite.com.tw

 ISBN 978-626-7257-02-9